吳明珠教你養好肝

瘦、抽、痛、麻都掰掰！

過敏、脂肪肝、眼睛乾澀、口臭、躁鬱、不性福…統統有解！

吳明珠 著

推薦序　好肝醫師：藥學博士　潘懷宗

雖然我是西醫領域出身，但對於中醫養生也有相當的研究，所以，常常會在上節目時和吳醫師聊天，談談中醫的養生之道。關於肝的保養，西醫與中醫的論點，一個是治病為主，另一個則以保養為主，凡事以預防保健為首。其實，肝的保養，若能做到事先預防，就能避免很多後續不必要無法預期的狀況。

看到吳醫師出養肝的書籍，真的很開心，因為可以提醒大家，去重視保肝的觀念，以及遵守正確的做法。台灣人很愛吃保健食品，偏偏很多觀念都是不正確的，這點政府相關單位最常做的宣導，就是不要亂服成藥或保健食品，因為台灣的洗腎人口這麼多，一部分也是因亂服藥品造成。

肝的正確保健方式，應該要宣導給國人知道，因此，一知道吳醫師要寫這本養肝的書籍時，我就十分期待，因為這是大家的福音，透過中醫的理論與做法了解正確的保肝方式，相信大家會更容易接受。

推薦序　好肝美女：TVBS主播　健康2.0主持人　鄭凱云

跟吳醫師認識十幾年了，在我眼中，吳醫師就像一顆電力十足的勁量電池，永遠神采奕奕、永遠活力十足、永遠反應敏捷，不管什麼疑難雜症，在節目中或私下詢問她，都難不倒她，更難能可貴的是，吳醫師永遠都笑瞇瞇的耐著性子，溫柔又詳盡的解說，這讓周旋在新聞播報、節目主持和照顧孩子之間，難免無力又冒火的我充滿好奇，好奇吳醫師是怎麼辦到的！

好幾次忍不住請教，為何她這麼忙還能精、氣、神俱足？

吳醫師曾告訴我，十二時辰跟人體的五臟六腑相對應，像凌晨一點到三點循行到肝經，因此一定要早早就寢，在這段時間進入深度睡眠才能養肝；她也曾教我，把保溫瓶裡的溫開水，換成養肝茶，便可生津養肝一舉兩得；甚至連拉筋對肝有益都傾囊相授。每次請益能窺得一二，我就如獲至寶，如今這本書，更是不藏私的養肝寶典大公開。

《黃帝內經》曰：「肝者，將軍之官」，它是捍衛人體的第一道關卡，猶如古代鎮守疆土的大將，它夠英勇神武，便能在第一道關卡，就把外來入侵者一一擊退，不讓外邪入侵。

現代人壓力大、易動怒，這些都會傷肝，想過忙碌卻不爆肝的生活嗎？五臟要安，肝必先安，趕快跟著吳醫師一起做吧！她是好來賓、好醫師、好朋友，更是不藏私的養生專家。

推薦序　好肝美女：凍齡美人Julie（帆嫂劉景莊）

五年前我上某個節目時遇到吳醫師，那時的我經常睡眠不足，加上鼻子過敏掛著黑眼圈，以及腰痠背痛，生理期不準時，毛病一堆。我們在化妝間閒聊，吳醫師看到我的臉色，就提醒我，不要那麼勞累，這樣子會傷肝。一連串的連珠炮，把我的毛病全都說出來，簡直把我嚇到了，我笑著說，吳醫師你到底是中醫師，還是算命的呀！

後來，我親自到吳醫師的診所看診後，她才慢慢解釋說，肝太勞累時，呈現在人體的狀況是什麼情形。像是女生的生理期不順，我本來以為是和生殖系統有關而已，想不到因為肝藏血，也會影響到生理期的量，甚至是更年期症狀的出現。

無論什麼階段的女人，最重視的無非是生理的健康，以及外貌的青春美麗，吳醫師就提醒，女人把肝養好，就能留住青春與健康，所以，在吳醫師的協助下，我的氣色愈來愈美，身材也愈來愈好，常有人問我是怎麼保養的，其實，我覺得除了保養品外，做好肝保健，才是維持青春最佳的方式。希望吳醫師的新書能夠造福女人、造福大家。

作者序 養肝不難，從日常生活做起

為了要出養肝這本書，費了我不少的心力，因為養肝的學問很大，尤其台灣人的肝病一堆，肝癌又是死亡率第一的癌症，我很希望能夠把養肝的中醫理論，推廣給大家知道，這個念頭在心中很多年了，一直到現在才真正實現。

肝是人體裡最重要的器官，它很沉默，它不會喊痛，更不會拒絕主人加諸在它身上的工作，只是一味的犧牲奉獻，換來的卻是肝的傷害，甚至到了最嚴重時，大家才發現，肝生病了，而且是重病，只怪肝太耐操了。

正因為肝很重要，卻又沉默，大家更應該主動去注意它，更加去保養。小時候常常看到因肝病上門求診的病人，父親總是無奈又氣的罵，拖到現在才來，或是，藥不要亂吃啦，肝都吃歹去呀！最後總是嘆息的說，盡力呀！上門病患及家屬，只有淚眼相對。

因為小時候的記憶，我總是告訴自己，肝很重要，一旦肝出問題，大家都只有哭的份，連最厲害的爸爸也只能搖頭嘆息，所以，我一直很注意中醫對於肝的保養方式，自己也總是在推行著。

平時工作比較累時，我會拉拉筋、敲敲肝經，前一晚熬夜，今晚一定早睡，將耗損補起來，也會多吃補肝的食材，其實，養肝並不難，在日常生活中去執行，每天一點一滴的累積，肝也會愈來愈健康與強壯。

雖說肝是沉默器官，但它不是個軟弱的員工，它可是將官之首，身體遇到什麼麻煩時，肝衝第一，跑第一線去作戰抵抗，受傷了，還會默默的回去療傷，主人家只要給予一點點支持與幫功，它會復元得又快又好，怕只怕受傷了，主人還變本加厲的跟著損害，那真的是內憂外患，再強的將領也擋不了吧！

出版養肝的書，是我一直以來的心願，因為常常遇上病人，開口就問，吳醫師我的肝是不是有問題？明明很擔心肝，偏偏又不去改變生活作息，有時我個性一急，就會念病人：老做一些傷肝的事，現在才來擔心肝，這樣對嗎？還好，病人們都知道我個性直，總會默默被我念。

這本書出版之後，我會告訴病人，要多看這本養肝書，因為最好的保健法，就是好好養肝，從生活做起，從飲食做起，從身邊食衣住行做起，才是最佳的養肝法，大家跟著做做看，相信會有不一樣的彩色人生。

目錄

吳明珠的護肝養生法

熬夜、睡眠不足，是很多人的通病，也很傷肝。
除了肝臟無法得到休息外，還得加班排毒運作，
碰上應酬熬夜的肝更慘，必須幫忙排解酒精。
這種爆肝的生活，是現代人的痛。

為了生活，打拚雖是應該的，卻也有應對方式。
只要平時有空就做好護肝養肝的生活方式，
就能像我熬夜忙碌卻不傷肝。

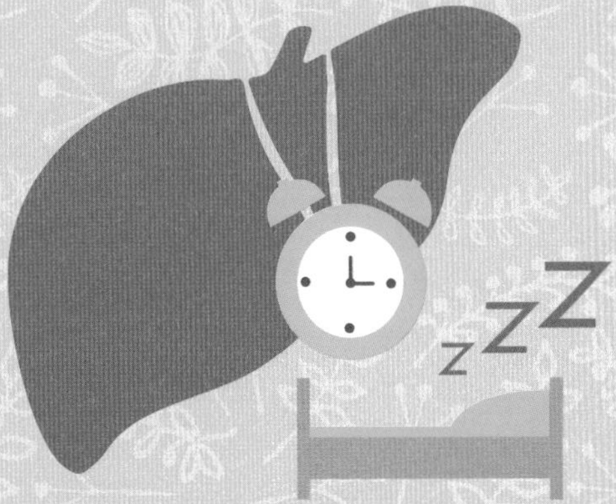

閉目休息

我常在工作空檔之餘，尤其是搭車或是錄影前梳化時，抓緊零碎時間就閉上眼睛，調理氣息。

肝主目，人的肝氣會從眼神中消耗掉，當肝太疲累時，眼睛會感到乾澀、模糊，或是充滿血絲。最簡單的養肝祕方就是閉上眼睛。閉上眼睛除了不讓肝氣外洩，休息時，血會回流到肝臟，補充並調節肝氣，因此，閉目養神，就是幫肝補充精氣神。中午休息時間不用睡太久，小睡十分鐘就能感覺精神飽滿。只要有時間有機會，不論長短，隨時隨地，把握時間閉目，就能養肝。

按摩眼周

上班族整天盯著電腦看，我也是一樣，現在又再加上手機、平板電腦當道，人手一支，幾乎醒著的時間都在盯著螢幕划手機，對眼睛的傷害可說是愈來愈大。尤其長時間處於冷氣房、加上３Ｃ產品的輻射傷害，甚至近視族群配戴隱形眼鏡等，更容易讓眼睛疲勞。眼睛如此重要，千萬不可以讓它過於勞累。

眼睛和肝臟關係密切，有些人明明睡眠很充足，不熬夜不喝酒，眼睛卻使用過度，你以為是傷眼，其實，是傷肝行為，過度消耗肝氣。

我只要有空，就會按摩眼周的穴道，以手指頭輕輕的按揉眼部四周，可以加速眼周的血液循環，氣血通暢，放鬆肌肉，舒緩眼睛疲勞，好好休息，保留肝氣。

消除眼睛疲勞

四白穴

位置：瞳孔下方約一寸的凹陷處，左右都有。將手指橫放於眼下，即可知道穴道的位置。

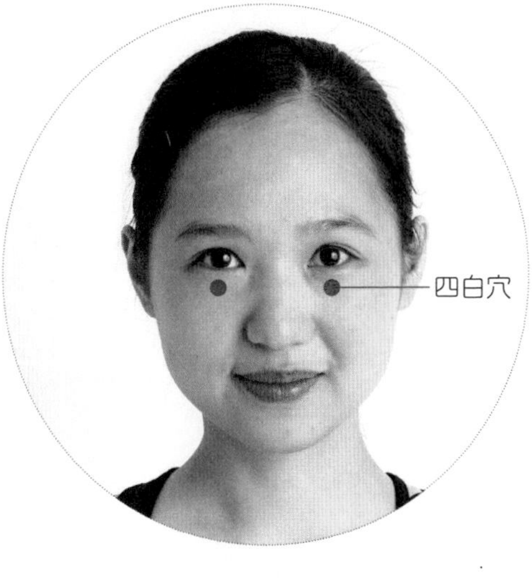

方法：除大姆指外的四根手指頭，在穴道處輕輕按壓，若能精準取得穴位，也可僅用一根手指按壓。

功效：四白穴是明目穴，可舒緩眼睛疲勞，防止黑眼圈、老花眼、近視、眼疾等，常使用３Ｃ產品的人，宜常按摩。

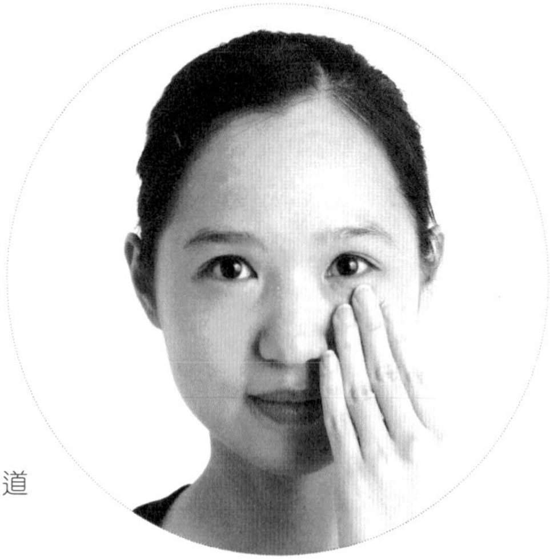

▶用手指輕按穴道

睡養肝覺

其實，睡眠的重點在於「睡得對」，而不是睡得多。睡眠不怕睡得少，一樣能把肝養得好。晚上十一點到凌晨三點是肝臟自我修復的時間，也是肝臟清理排毒的時刻，但人要在靜止躺平時，血才能回流到肝臟去養護。所以，只要在這段時間內，確實休息養生，做好養肝的功夫，其他時間自然能夠生龍活虎。

我如果覺得愈忙愈累，一定會睡養肝覺，晚上十一點前必定躺平，熟睡到凌晨三點再起床工作。睡養肝覺，勝過睡上白天一整天。

尤其是面臨考試、需要長時間念書的學生們，不要以為熬夜通宵讀書就會有好效果，其實，那段時間讀書的效果是事倍功半，無論是記憶力和理解力都會變差，反而早起讀書，理解力和記憶力都會更好。

敲打按摩肝經

平時如果手空閒著，我就會手握拳頭，敲敲大腿內側，由上而下，或是由下而上都可，固定方向就好。也不一定要敲打，用手按摩也可以。大腿內側是肝經行經之處，藉著敲打按摩的過程，能幫助肝經的氣血通暢運行。打通氣血，對於肝臟維護助益很大。

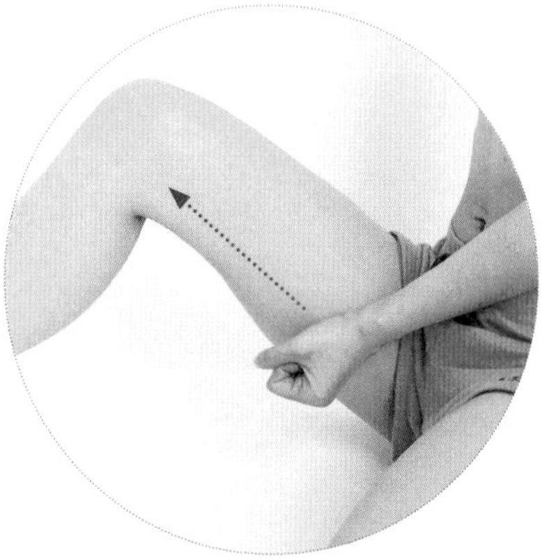

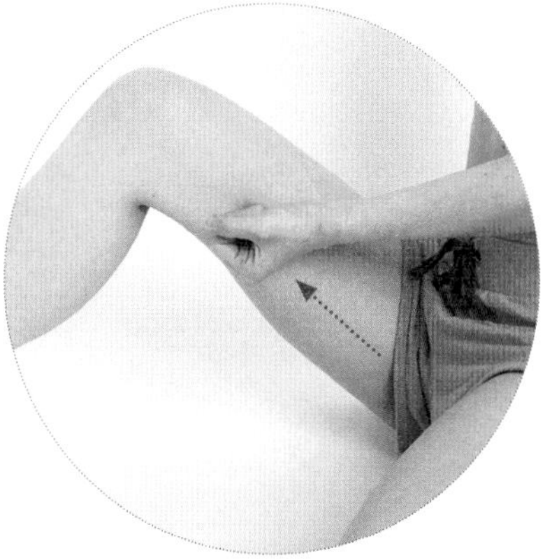

▲由下而上或是由上而下敲打大腿內側，重點是固定方向。

天天笑嘻嘻

無論是生悶氣、暴怒，或是發脾氣等，都會損害肝臟。所以，雖然我是個急性子的人，做事像個急驚風，遇到事情時，很快就會處理，心中有什麼煩悶的事，也會在第一時間就放下，決不掛記在心頭。

我的朋友們都知道，吳明珠是直腸子，有話就直說，有事就快做完，其實煩惱失眠生氣又不能解決事情，乾脆睡個覺，醒來再好好處理。

吹口哨

中醫在看診時會看舌頭望診，舌尖屬心，舌尖兩邊屬肺，舌兩邊屬肝膽，舌根則屬腎，所以，當我們以吹口哨的嘴型，發出噓聲時，就能刺激到舌頭的肝膽位置，藉著發音吐出氣息的動作，達到疏肝理氣的作用。

如果不會吹口哨，只要以吹口哨的嘴型，發出噓聲或唱歌即可，試試看，當噓完後，都會有舒暢的感覺，這正是悶住的肝氣被疏解掉了。

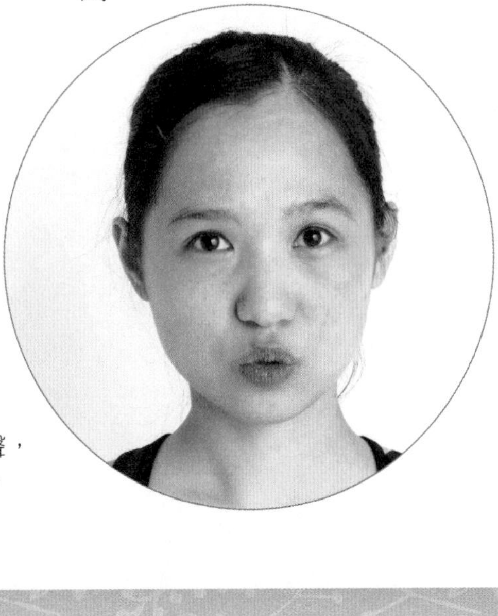

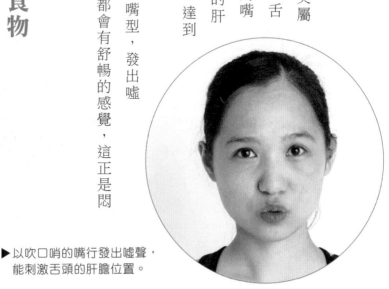

▶以吹口哨的嘴行發出噓聲，能刺激舌頭的肝膽位置。

多接觸綠色，多吃綠色食物

在中醫理論中，五色對入五臟，青色入肝、紅色入心、白色入肺、黃色入脾、黑色入腎。而在西方的顏色療法中，也認為綠色能夠舒緩緊張感，所以，在室內可以多種綠色的植物，經常觀賞可以舒緩緊繃的心情。

在我的生活環境中，綠色隨處可見，無論是家裡或是診所診間，都有綠色的植栽；吃的方面，每餐一定都有綠色蔬菜，像是菠菜、芹菜、芥蘭菜、A菜等，都是對於肝臟有幫助的蔬菜。

有空時也常往公園、有綠蔭的地方走，多看綠色的植物，對眼睛很好，當眼睛感覺到放鬆休息，也就對肝有幫助。

喝的補肝法

每天早上一起床，我一定先喝一杯溫開水，幫助腸胃開始活動，也幫助肝臟的氣血流通，溫開水對身體最有益。

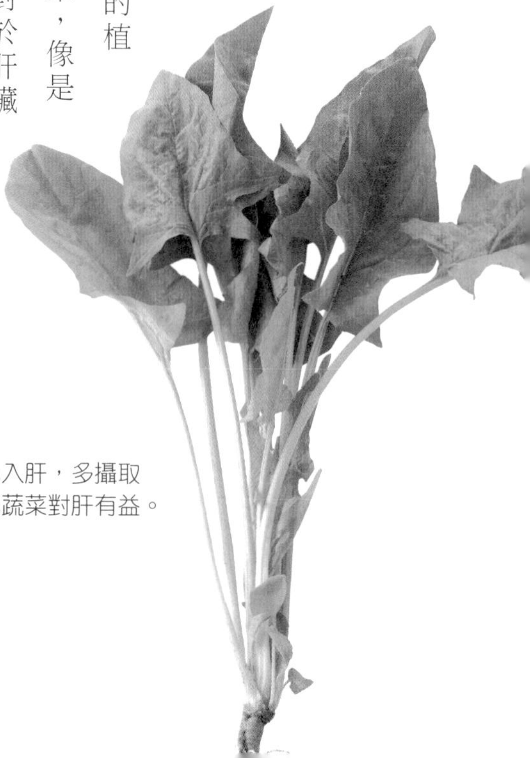

▶青色入肝，多攝取綠色蔬菜對肝有益。

多喝水能減少毒素，減輕肝臟負擔，還能促進新陳代謝，預防脂肪肝。我一天至少喝二千毫升的水或是茶。

如果覺得喝水很膩，也可以隨著心情喜好，改喝玫瑰花茶、菊花茶等，在茶中加上幾顆枸杞，早餐時吃燉煮銀耳甜湯，這些都對養肝十分有幫助。

至於酒類及含糖飲料，我則完全列為拒絕往來戶，這類飲品只會加重肝臟的負擔，影響新陳代謝、身體的血氣循環。也建議大家，少喝飲料多喝水，肝臟才能變得更好。

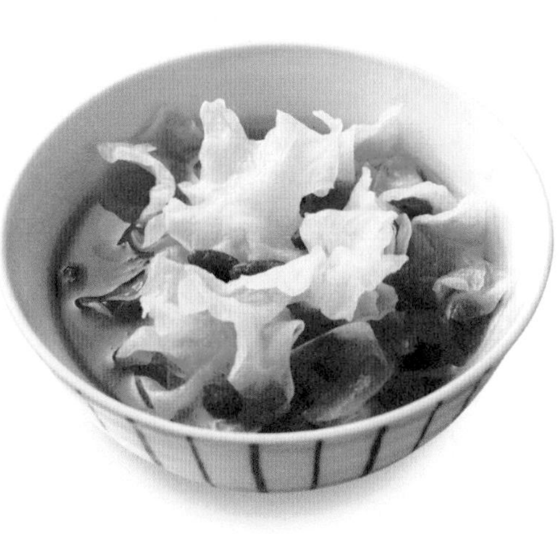

▲早餐吃一碗銀耳甜湯，有助養肝，詳細做法參考 P.140。

放鬆心情
玫瑰解悶茶

・玫瑰有緩和情緒、補血氣、美顏護膚的功效，並且能夠調理肝，消除疲勞、改善體質。紅棗性暖，能保護肝臟、增強免疫力。

・此飲數種材料相互搭配，解悶消鬱、行氣活血，是排毒養顏的好茶飲。

材料

玫瑰花 5 克、綠茶茶葉 5 克、紅棗 5 顆、枸杞 10 顆

作法

❶ 將所有材料洗淨，加入 2000cc 的水煮沸即可。

❶ 可視個人口味調整材料份量及水量。

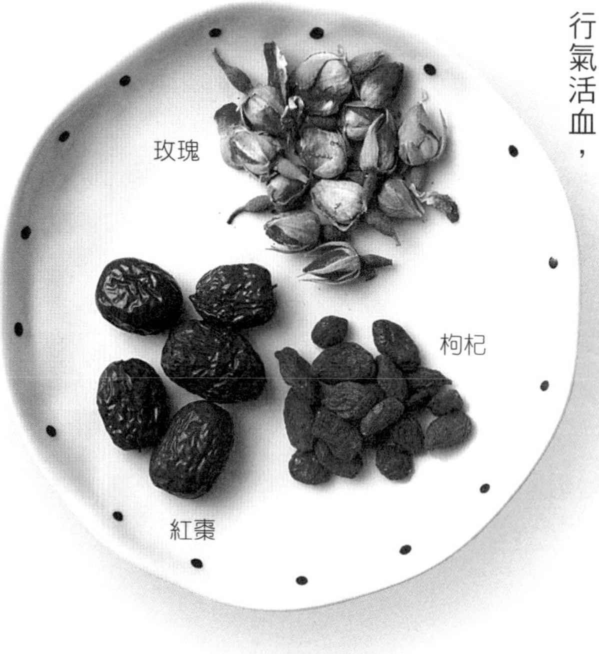

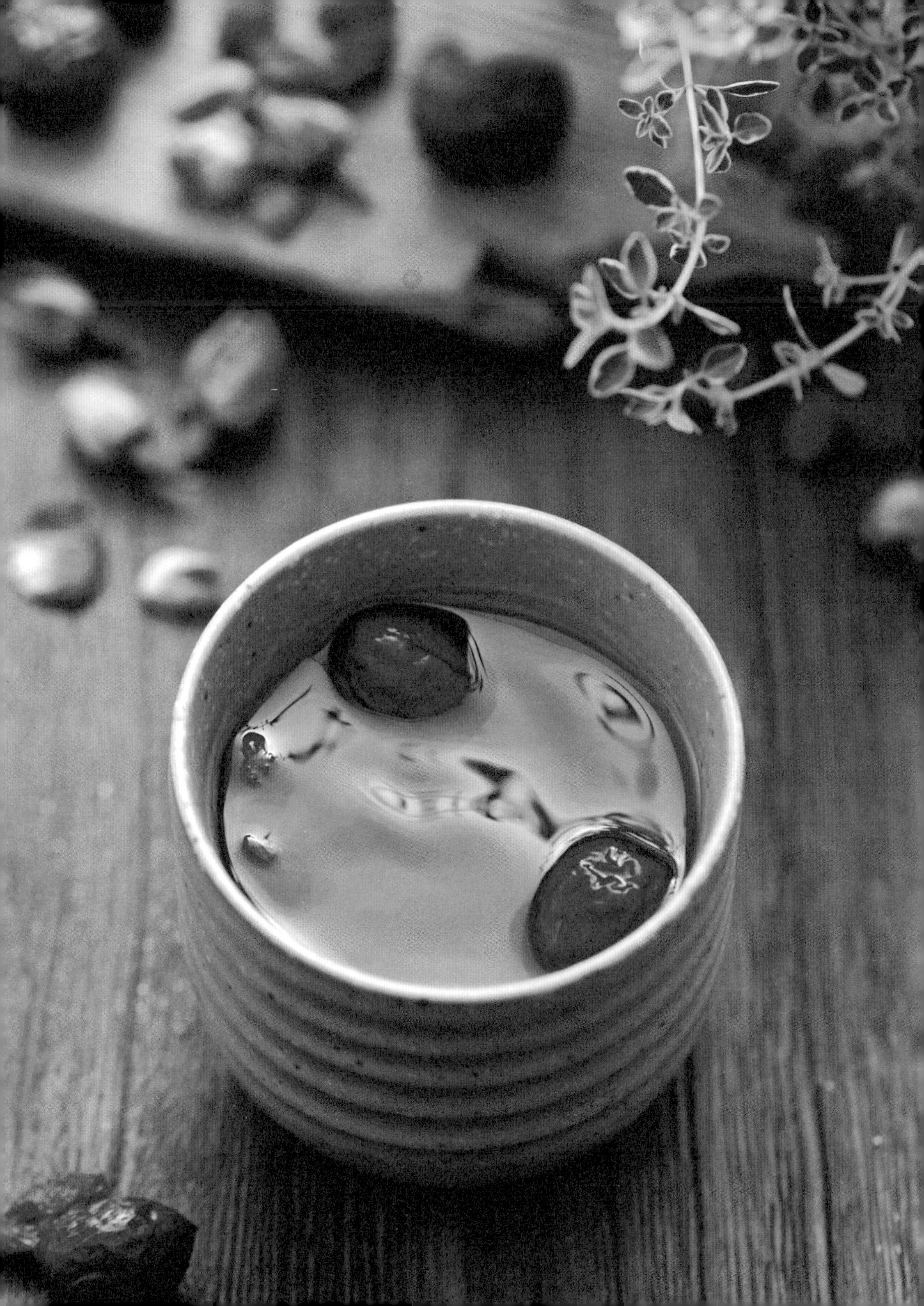

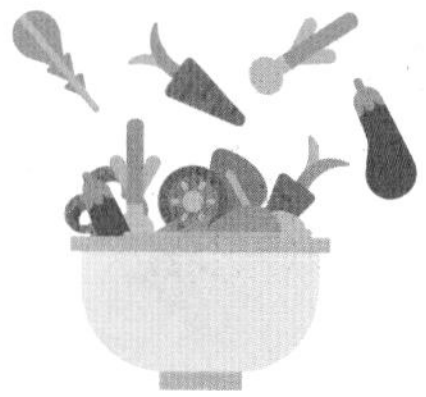

男人補肝
冬瓜蛤蜊湯

- 冬瓜能利水解熱，蛤蜊能護肝排毒，達到養肝修復的功效。
- 若遇上非冬瓜生產季節，也可單煮薑絲蛤蜊湯，適合男人補肝排毒，又是低脂的湯品，對於男人十分有益，可以常吃。

材料

蛤蜊 300 克、冬瓜 200 克、薑片數片、水 2000cc、鹽少許

作法

❶ 將蛤蜊浸水，加少許鹽，靜置二小時，讓蛤蜊的沙吐乾淨。

❷ 冬瓜去皮切小塊，放入水中，加入薑片，水滾後轉至小火，直到冬瓜軟爛為止。

❸ 開大火，並將蛤蜊放入湯中，滾沸後，等蛤蜊開口，即可加入鹽調味並熄火。

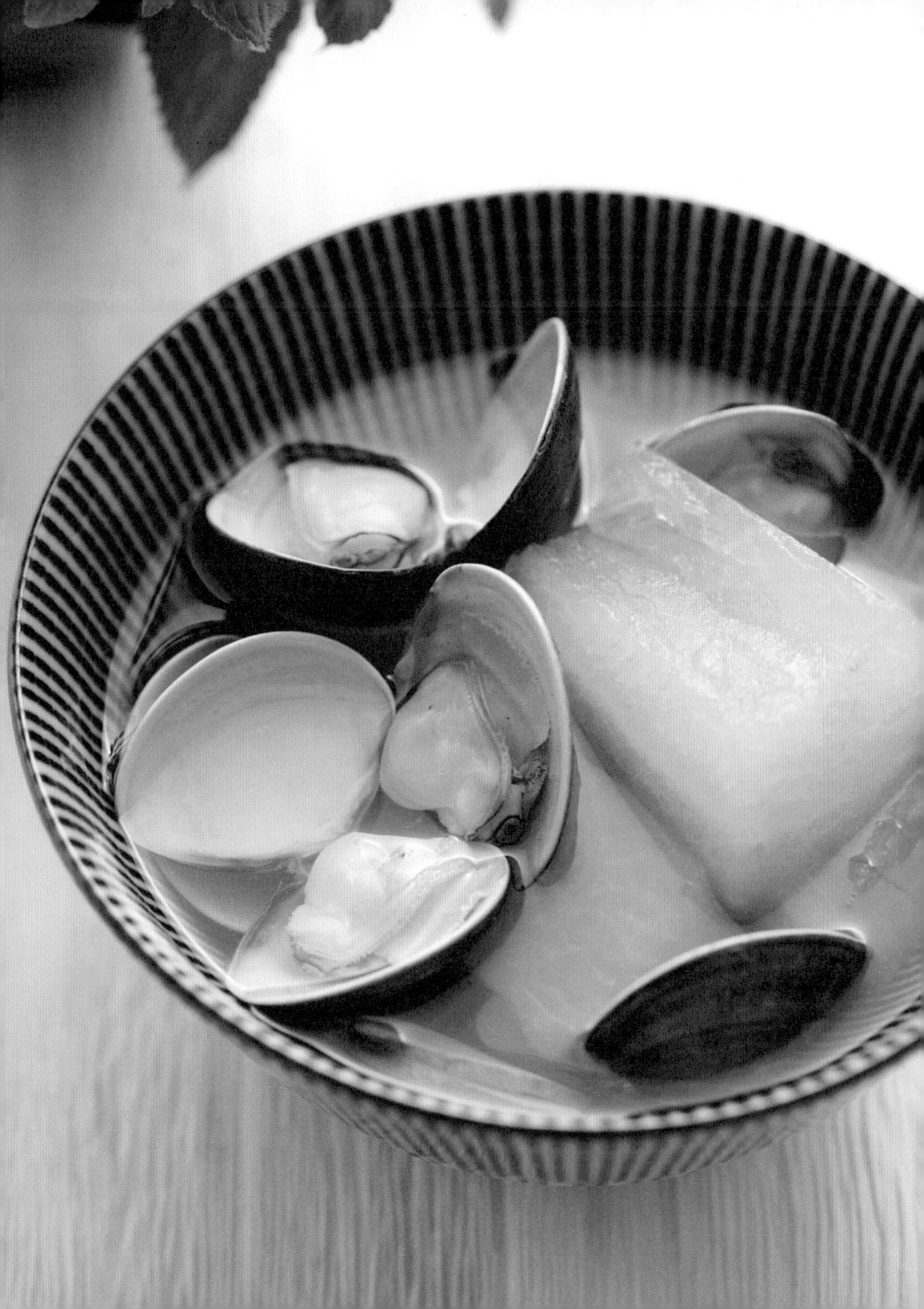

女人清肝
荷葉山楂去油茶

．山楂具有降脂去油作用，能幫助肝醣代謝。
．較胖的婦女通常伴隨有脂肪肝的問題，常飲此茶方，幫助消除體內脂肪，增進新陳代謝。
．孕婦禁服。

材料

荷葉 10 克、山楂 20 克、冰糖少許、水 2000CC

作法

❶ 將荷葉和山楂洗淨後加入水中煮沸。
❷ 最後加入冰糖調味。

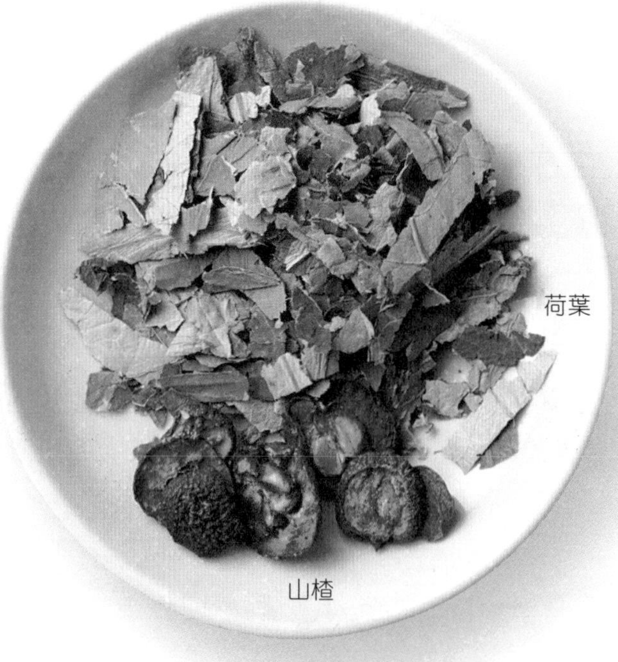

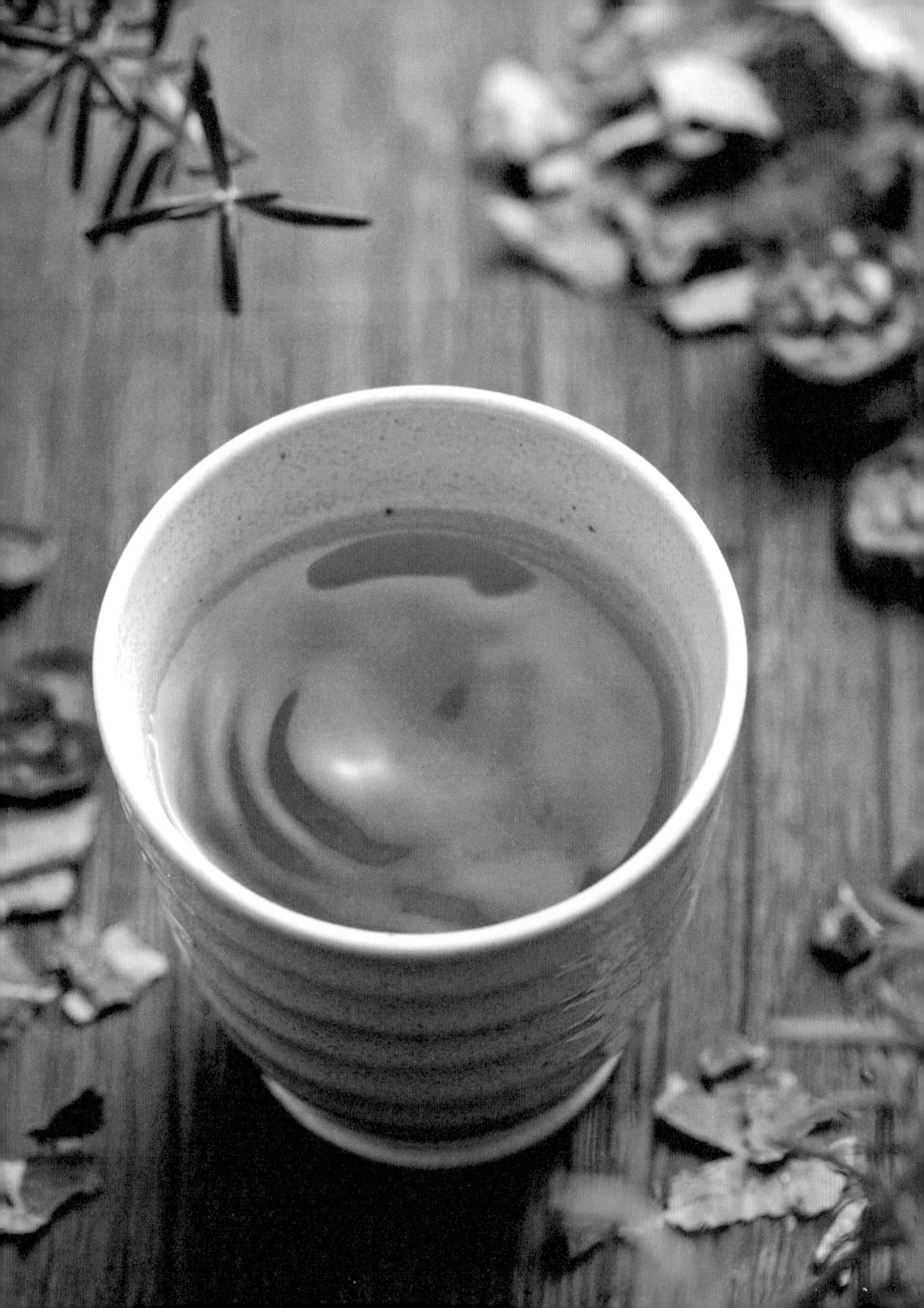

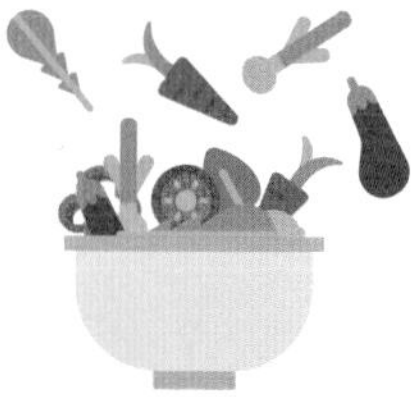

小孩養肝

豬肝雞蛋粥

・豬肝有補肝、名目、養血的功效，但肝的膽固醇較高，因此不適合高血脂、肥胖、高血壓等患者食用。

・雞蛋富含豐富的維生素，是成長時所需要的營養。

材料

豬肝 30 克，雞蛋 2 個，
白米 50 克，鹽少許

作法

❶ 豬肝切小塊，汆燙後備用。

❷ 白米洗淨後加水熬煮到爛，再加入豬肝。

❸ 沸騰時加入雞蛋，再加入鹽調味即可。

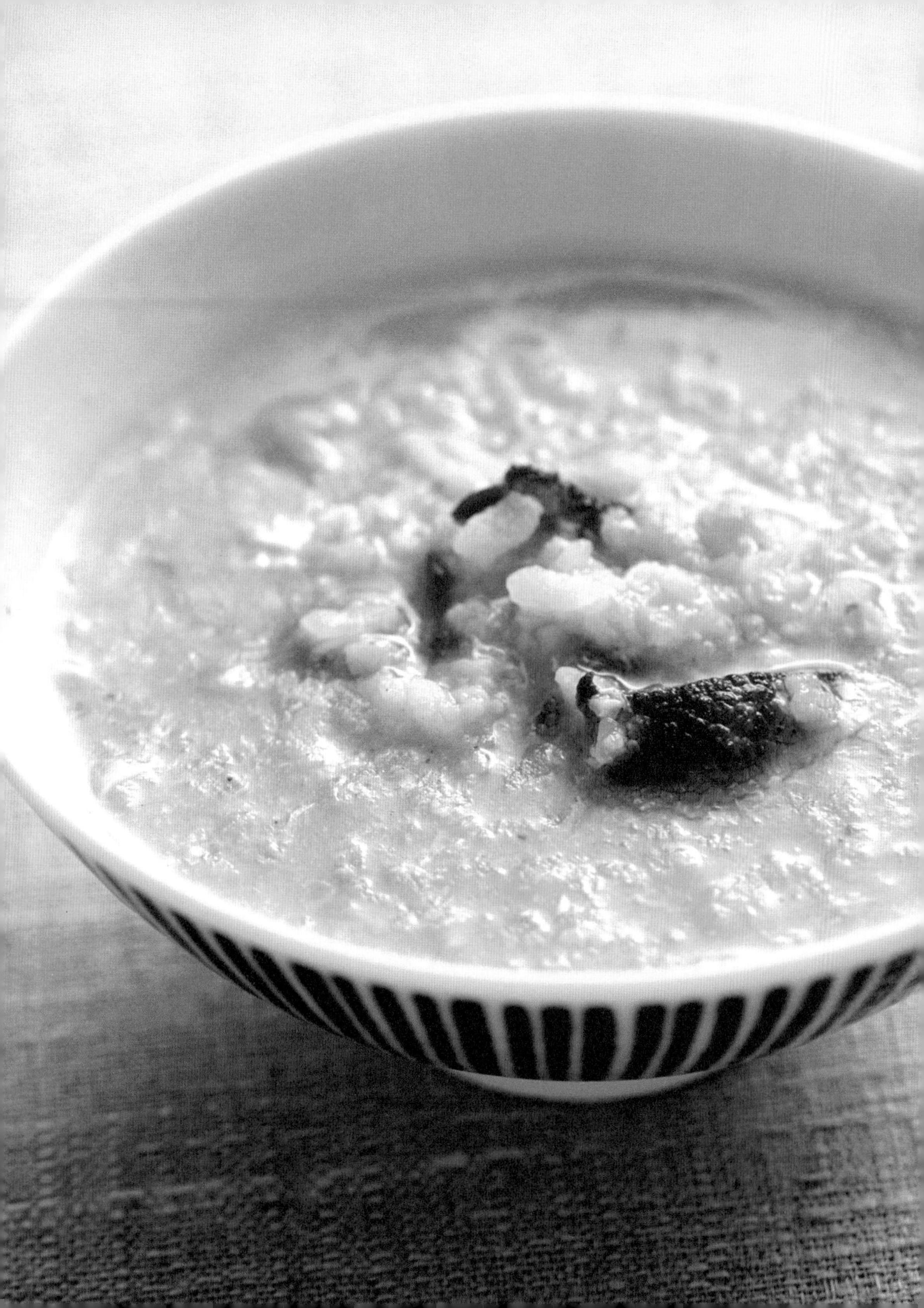

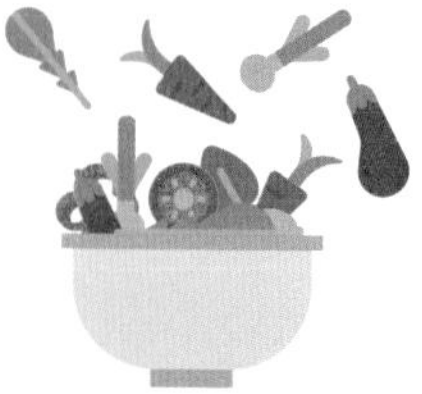

老人補肝
栗子烏雞湯

・栗子被稱為「腎之果」，對於腎虛者具有改善作用，腎為生命之源，腎臟健康則長壽。故老人可以多食，補腎益氣。

・烏骨雞性味甘平，滋陰補陽，是食療最佳的肉類，有豐富的蛋白質，沒有脂肪負擔。

材料

栗子 15 顆、烏骨雞 300 克、枸杞 10 顆、薑片少許、鹽少許

作法

❶ 栗子剝殼後備用。

❷ 烏雞汆燙後備用。

❸ 將栗子放進烏雞肚中。

❹ 將做法❸和枸杞、薑片放進燉鍋內，加滿水後燉煮，直到雞肉軟爛，最後加入鹽調味即可。

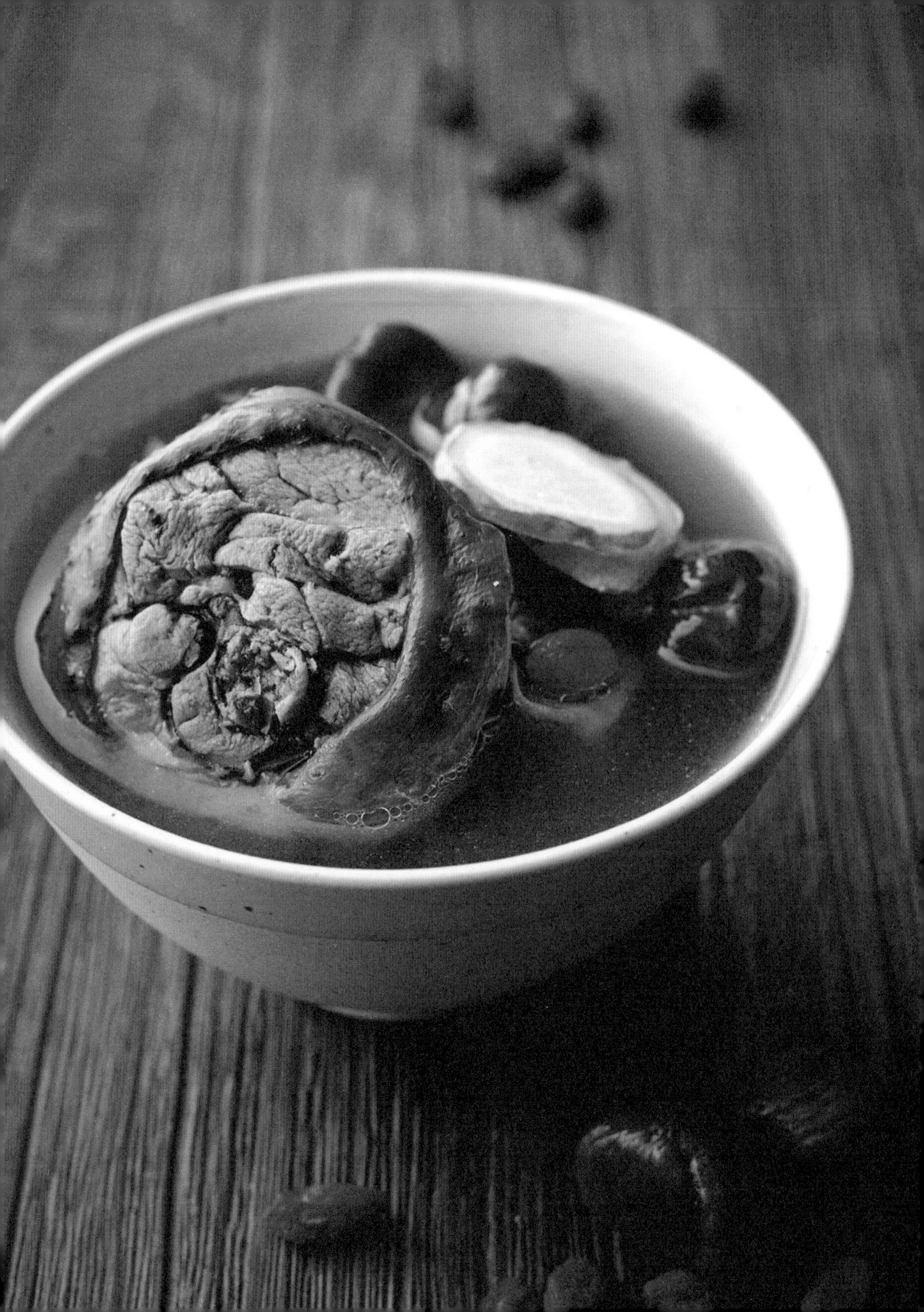

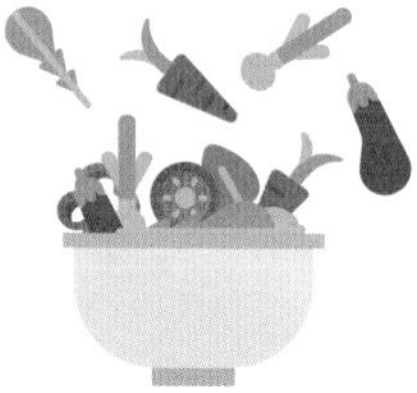

成長期、熬夜進補
海帶龍骨糙米粥

・豬龍骨具有豐富鈣質，脂肪少，健脾益氣。

・糙米具有豐富的B群及維生素，提高免疫功能，可以幫助人們消除沮喪煩悶的情緒，讓人充滿活力。糙米也含有豐富的膳食纖維，能加速腸蠕動，幫助膽固醇排出，減輕肝臟的負擔。

・熬夜或是成長中面臨考試的孩子，經常食用，可消除壓力及煩躁，也能補充能量與體力。

・調味越少越簡單，對肝臟的負擔愈少。

材料

海帶30公克、
糙米100公克、
豬龍骨300公克、
水3000cc、
鹽少許

作法

❶ 糙米淘洗乾淨，浸水二小時。
❷ 將豬龍骨切小塊，熱水汆燙。
❸ 海帶切小塊，洗淨，熱水汆燙。
❹ 將上述食材全部放進鍋中後加水，可依個人口感適量調整水量。放進電鍋中熬煮。

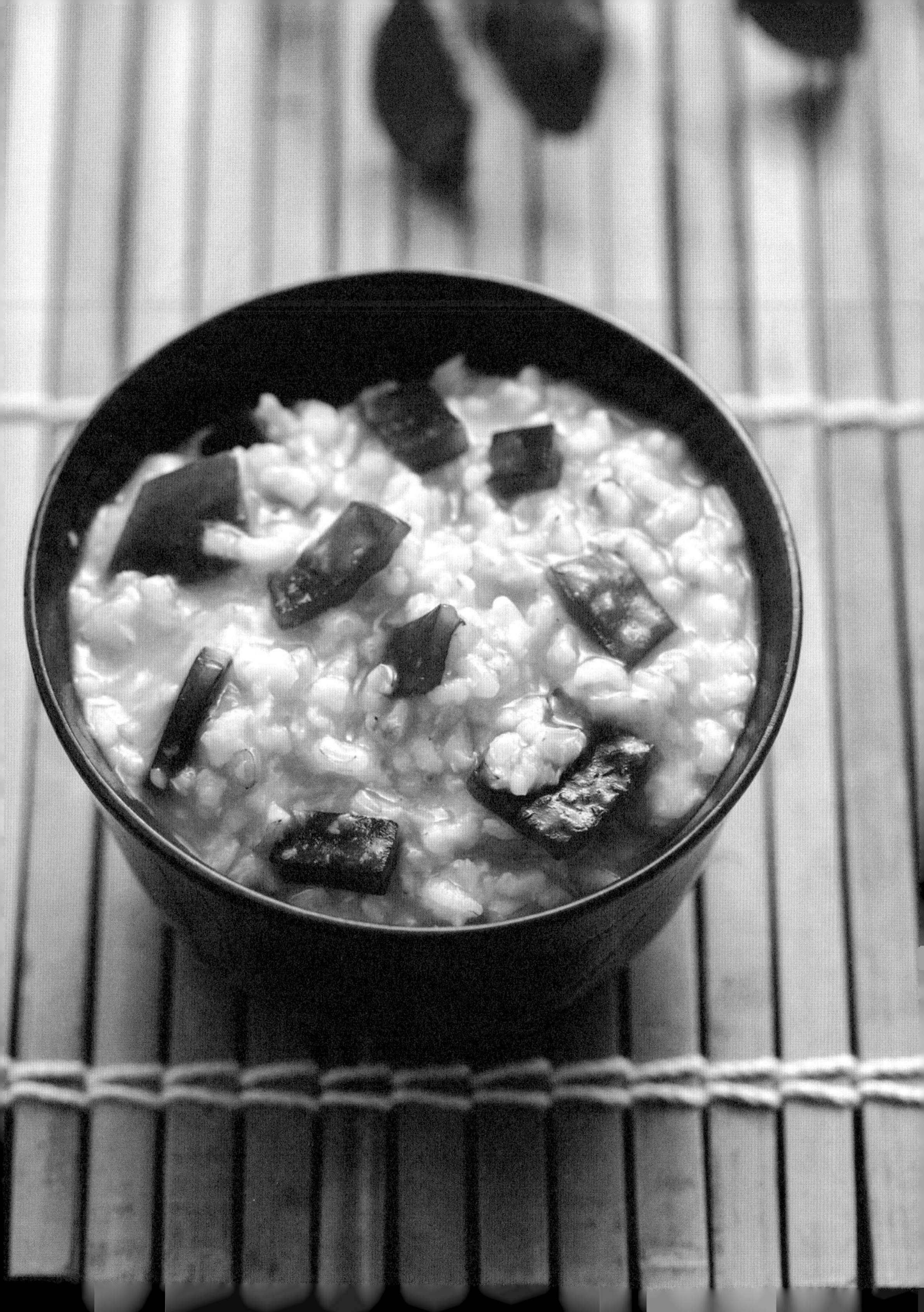

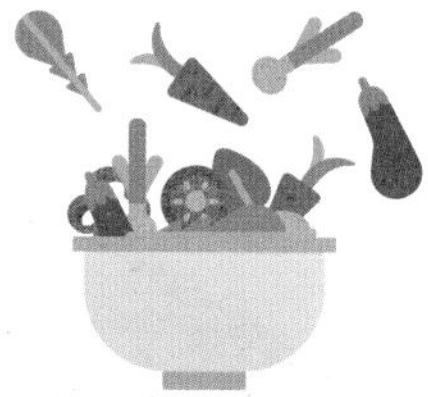

男女性福
牛蒡煨烏骨雞湯

- 烏骨雞是食療最佳的肉類，具有豐富的蛋白質，卻沒有脂肪的負擔。可以補肝腎氣，健脾益氣，滋陰補陽。
- 牛蒡營養豐富，可和人蔘媲美，研究顯示有降血糖、降血脂、降血壓、補腎壯陽、潤腸通便等作用，是非常理想的天然保健食品。
- 烏骨雞宜用文火陶甕慢燉，原汁原味，僅以少許鹽提味，有助營養吸收，少調味可降低肝腎負擔。

材料 ··················

烏骨雞一隻（300克）、牛蒡一支（請依雞隻大小調整）、水5000cc、鹽少許

作法 ··················

❶ 將烏骨雞洗淨、牛蒡洗淨去皮，切薄片。

❷ 將作法❶材料放進陶甕，加水淹過食材，慢火燉煨。

❸ 煨湯作法可保留食材的養分，避免過度燉煮後養分被破壞。

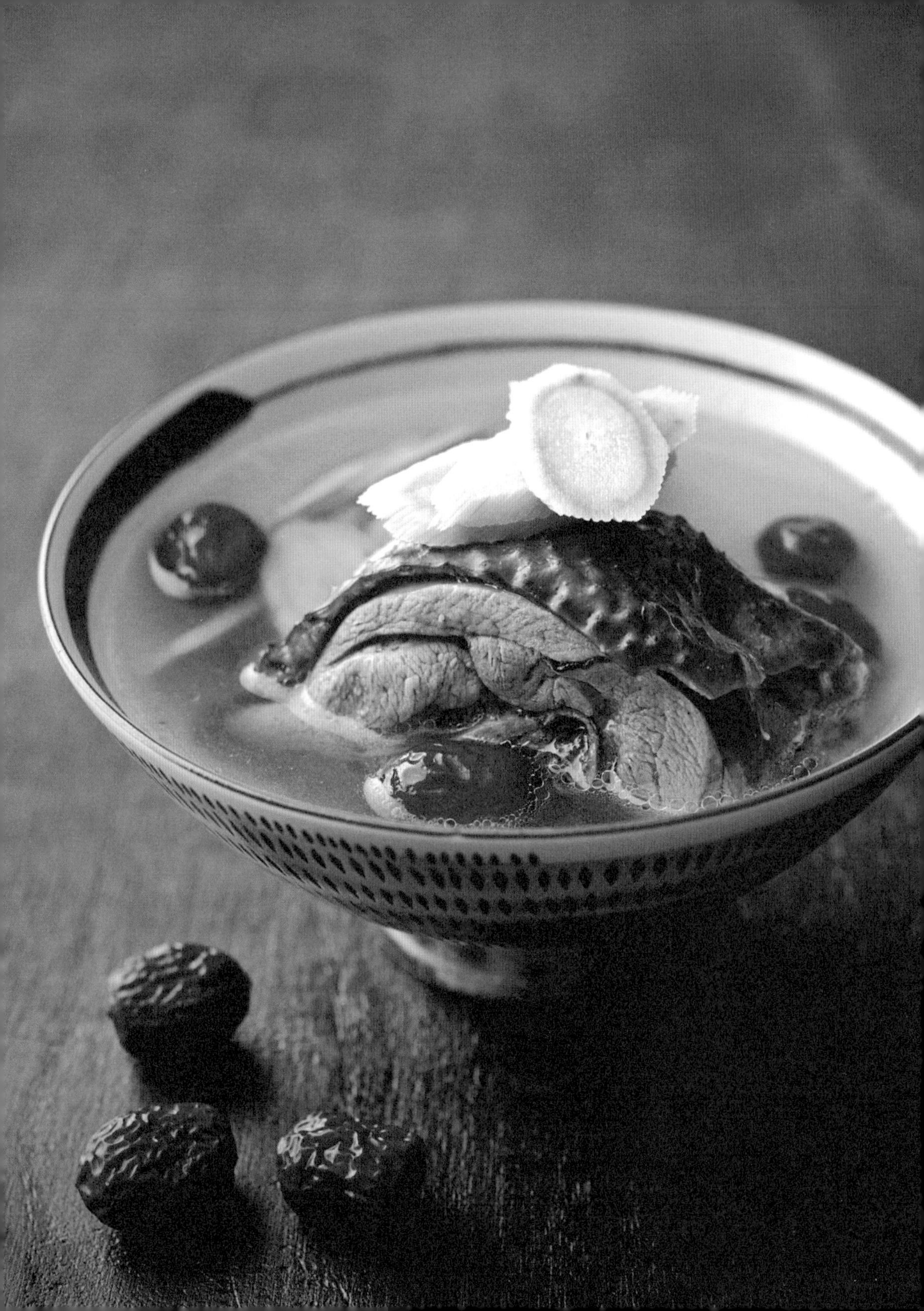

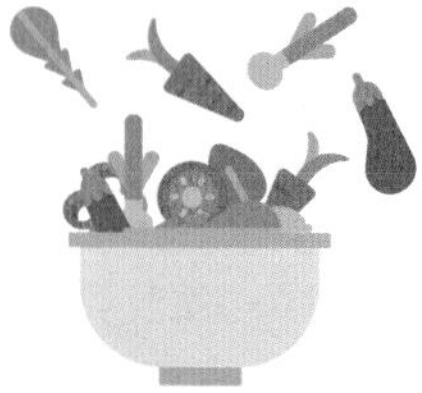

女性調經、養血去溼氣

桂圓蓮子薏仁粥

- 薏仁補脾健胃，補中益氣，但孕婦不宜。
- 桂圓性甘溫，可養血調經，對氣血不足的女性有益。
- 經常吃可健脾益氣，去溼氣，養心寧神，讓肝氣順暢。

材料

白米 100 公克、薏仁 50 公克、桂圓肉 30 公克、蓮子 30 公克、紅糖少許

作法

❶ 將白米、薏仁、桂圓肉、蓮子洗淨，放入鍋中，水量可依個人口味濃淡增減。

❷ 以慢火熬煮，亦可放置電鍋內燉煮。

❸ 最後依個人口味加入紅糖調味。

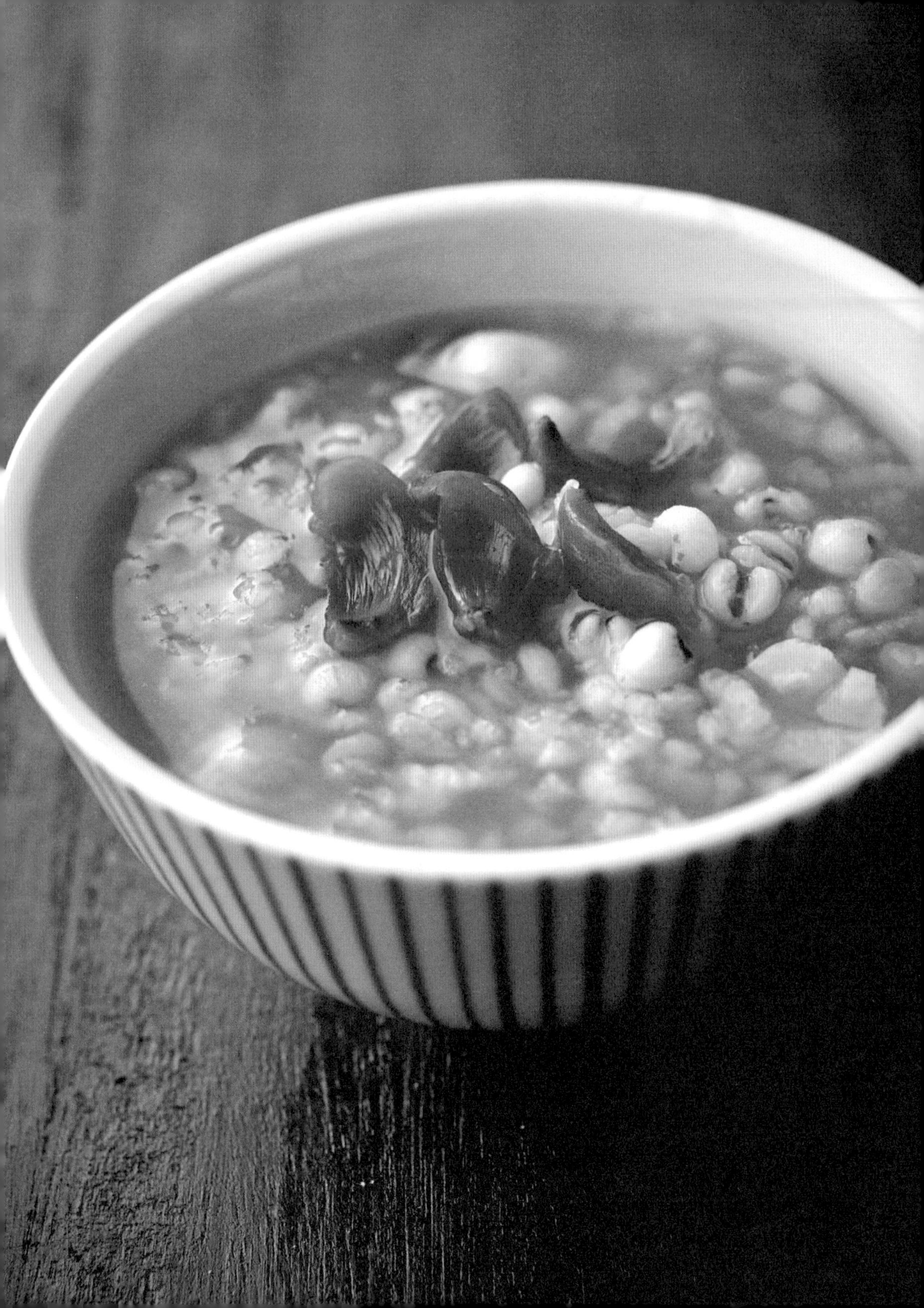

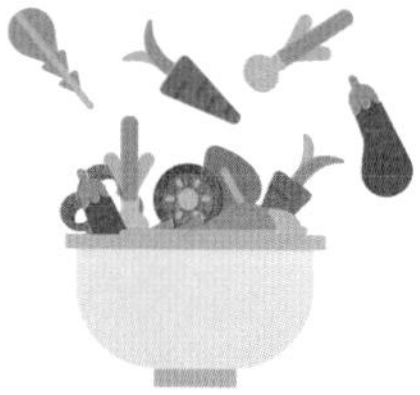

男性解毒
薑絲蜆湯

- 《本草綱目》記載，蜆保肝，具有活血化瘀，清肝解毒的效果，並且能幫助肝細胞再生。對護肝具有相當的功效，熬夜、經常飲酒的人，可以常喝蜆湯。
- 薑可去寒氣，和胃氣，抗氧化，降低膽固醇，減輕肝臟的負擔。

材料

蜆 500 公克、薑絲少許、水 2000cc、鹽少許

作法

❶ 蜆泡水吐沙。

❷ 水放置鍋中加熱，沸騰時先置入薑絲。

❸ 湯滾再倒入蜆，等蜆都開口後，再以小火熬煮二分鐘，加鹽調味即可。

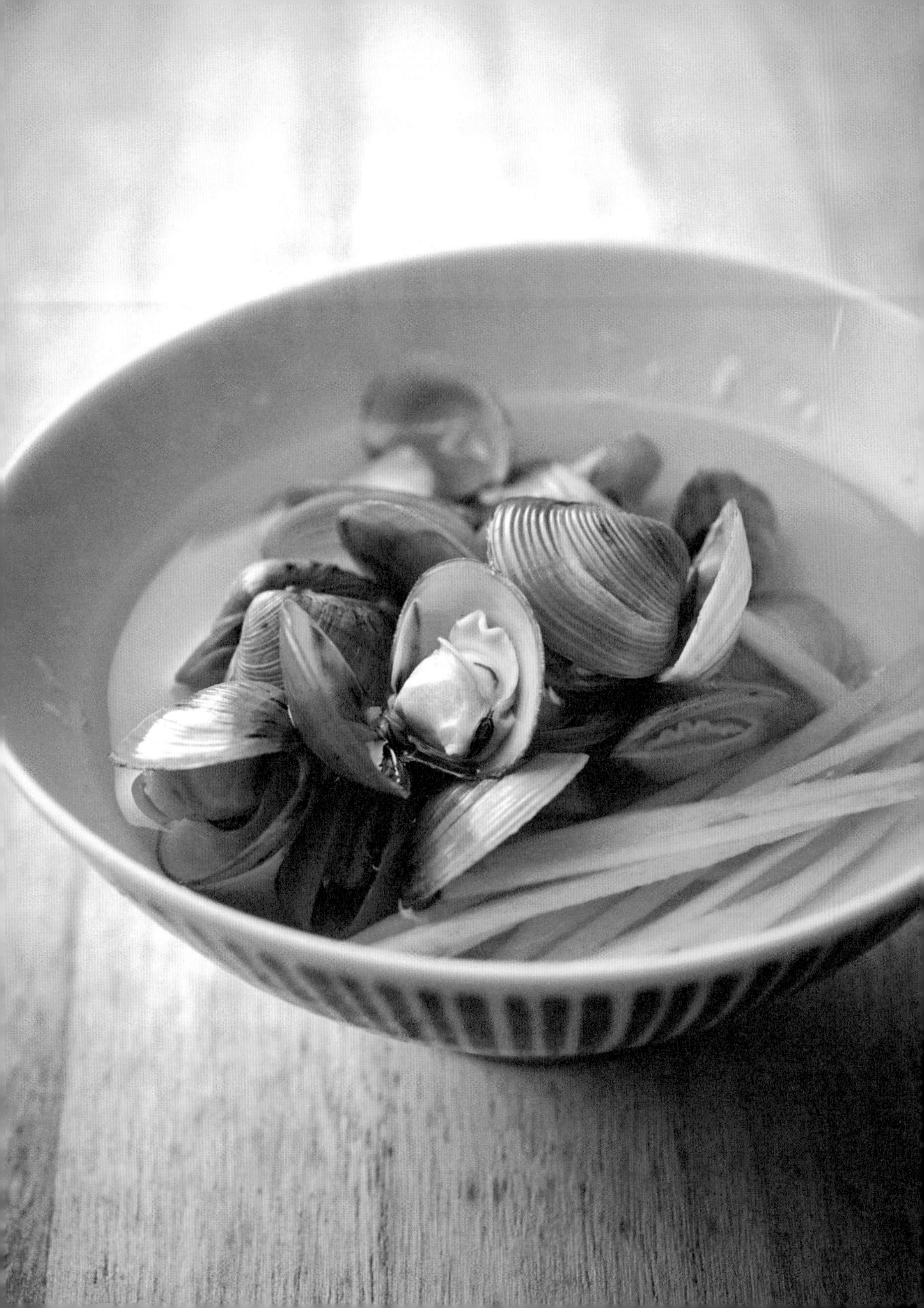

第一章

照甲子，過日子：吳明珠的家傳養肝法則

《黃帝內經・素問篇》指出：「人臥則血歸於肝。」
也就是說，人要躺下來睡覺，全身的血流才會流向肝，
肝臟才能得到完全的修復。
以中醫觀點，晚上十一點至凌晨三點，
血液流經肝、膽時，身體才會得到完全的休息，
若血流不足，肝的修復功能將受影響，
體力無法復元，連帶影響頭腦的思考能力。

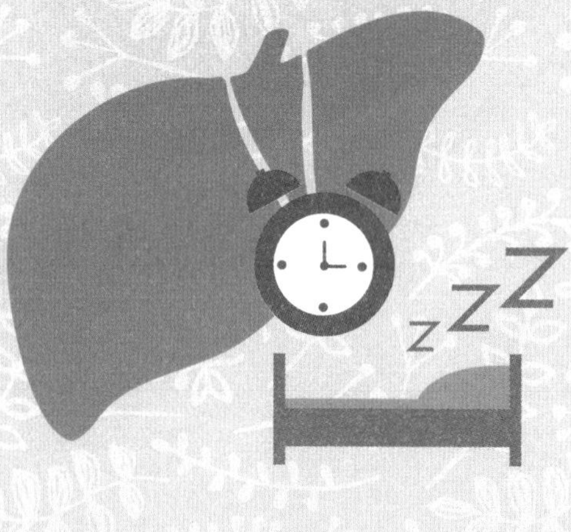

阿爸有交待，睡覺比讀書重要

小時候家裡開草藥房，我的爸爸是老中醫，傳承來自中國大陸的唐山，當年是阿公搭船到唐山去學習中醫精華，其中不乏古代皇帝貴族的養身之道，據傳，這些都是以前皇宮內的御醫，告老還鄉時，從宮裡帶走的養生秘笈。

當時阿公帶回來很多中醫的書籍，像是《黃帝內經》、《神農本草經》、《傷寒論》、《千金方》等書，書皮都黃黃舊舊的，有些內頁還是毛筆字跡，我經常看見阿爸看這些書，小時候有樣學樣，養成我愛看書的習慣。

漸漸長大了，進小學讀書開始，我更是抱著書不放，上課前吃早餐，連包油條的報紙都可以盯著看，不過，每次被阿爸看見我吃早餐配報紙，就會唸，「吃飯卡專心吔，邊看邊吃東西會消化不良，胃會打壞去！」

邊吃飯邊看書，經常害我被大人罵，更糟的是，我要是看到喜歡的書，就愛不釋手，巴不得立刻讀完，變本加厲的「廢寢忘食」。看書看到忘了吃飯，家人都吃飽了，我卻是一整碗飯還滿滿的。到了晚上該睡覺了，我還是抱著書不放，甚至躲在棉被裡看書，熬夜把一本書看完。

每回熬夜的隔天，整個人很沒精神，為了怕被識破，都會睜大眼睛，完全不敢露出疲累的樣子。不過，阿爸總是一眼就看出來，「又整眠沒睡在看書！又在做暗光鳥看書，看書熬夜最傷肝，眼睛不閉起來休息，肝就無法休息；肝不好，人生就去一半，肝好命才會好！」

被唸完後，我總是覺得奇怪，拿著鏡子左看右瞧的，想找出被阿爸識破的原因，最後我發現原來是黑眼圈。從小我的皮膚就比較白，只要一熬夜，黑眼圈就會出現，就算我還年輕，一點都不覺得累，卻還是掛著二個熊貓眼。

阿爸那時候常說，人要照甲子過日子，不要日夜顛倒，鐵打的身體也會壞掉，尤其是小孩子，要是睡眠不足，影響身體的發育，長大就知道難過了。

從小在家裡，大人很少要求小孩們的功課，反而總要求大家早睡，像是晚上十點前，就把小孩全趕去睡覺，再不然就是要小孩們睡飽一點，前一天要是被發現熬夜，隔天一定早早就被趕上床睡覺補眠。他們總是說，小孩子睡覺比讀書重要，尤其是正在發育長大的小孩，每天至少要睡足八到十個小時，才是足夠的睡眠，睡飽了才會長得好，頭腦清醒讀書自然就會好。

阿爸不讓小孩子晚睡、熬夜，其實都有著中醫理論在其中。一天有二十四小時，但在古代，《黃帝內經》則把一天分成十二個時辰，這與人身體內的五臟六腑及經絡有著密切關係，每一個時辰，都有對應的一個經絡、一個臟腑當班；也就是說，經絡的運行是依照循環，一個接著一個，每個時辰，人體氣血運行到哪一個地方，都是固定的。要配合其特性，以達到養生之效。像肝經當令的時間，就在凌晨的一點到三點，這段時間一定要休息，尤其是要閉上眼睛睡覺，肝才能得到充足的休息。

一旦熬夜看書，原本該休息的肝，就得加班工作，無法得到修復的機會，久而久之就會造成傷害，五臟是相生相息，肝臟受傷害，就會產生連環效應，所以千萬要照時辰休養生息。

如同太陽月亮升起落下，潮汐、四季、節氣的運行，天地萬物都有著循環道理，尤其是人生活在天地間，受到的影響更大，當然更應該要遵循天地循環運行，日出而做，日落而息，若是顛倒，或是作息混亂，當然會影響到身體健康，如同四季氣候一旦出現小小變化，所造成的影響便很廣泛。

·吳·明·珠·的·養·生·之·道·

《黃帝內經》

《黃帝內經》是中國最早的一本醫書，強調人順應天地循環、四季變化、陰陽調和的養生健康之道，已經流傳二千多年，更是中醫的基礎，許多中醫醫理都是由《黃帝內經》延伸發展而來。

《黃帝內經》之十二時辰養生法

時辰		運行經絡	養生方式
子時	23時～01時	膽經	睡覺
丑時	01時～03時	肝經	深沉睡眠
寅時	03時～05時	肺經	深沉睡眠
卯時	05時～07時	大腸經	喝溫水，排便排毒
辰時	07時～09時	胃經	吃早餐，吸收能量
巳時	09時～11時	脾經	運動、學習
午時	11時～13時	心經	午餐、小睡
未時	13時～15時	小腸經	喝水
申時	15時～17時	膀胱經	運動、喝水
酉時	17時～19時	腎經	喝水排毒
戌時	19時～21時	心包經	散步
亥時	21時～23時	三焦經	準備睡覺，保持心情平靜與愉悅，適合談情說愛

過敏是肝出了問題

老祖宗所流傳下來的種種智慧，其實都是自身的經驗傳承，如同神農嚐百草，才開啟草藥治病的起源。我的中醫阿爸，從小要求小孩們的生活作息、養生之道，除了傳承中醫技術外，其實也有著他本身的經驗，感同身受的精華淬鍊後，轉而去教導小孩。只是當下，孩子們總不能體會父母或是老一輩的苦心。

「肝好命才會好！」是阿爸最常講的一句話，那時為了拚聯考，在考前的前半年，幾乎一天睡不到三小時，晚睡早起，作息時間全打亂了。

每天起床後，為了想趁早到學校教室裡早自習看書，早餐不是沒吃，就是狼吞虎嚥的吃完，有時帶在身上的三明治、飯糰，都會忘了吃而壞掉。午餐的便當，也都伴著課本，邊吃邊看，完全食不知味，足見當時壓力之大。

這種混亂高壓的作息，不用半年，我的身體開始出現狀況，先是青春痘狂冒、粉刺長一堆；眼睛乾，看書有時視線又模糊；鼻子過敏，早上起床打噴嚏，晚上睡前又鼻塞；嘴巴有口臭，生理期混亂，有時一個月來二次，有時又二個月不來；一大堆不舒服的症狀不斷出現，最嚴重是黑眼圈，不但大還黑，整個人看起來沒精神、沒活力，連皮膚都變得黃黃的，暗沉無光。

從小到大我就愛漂亮，碰到這些狀況讓我難以忍受，卻不知道怎麼辦，又碰上學校模擬考試的成績不理想等，多重壓力下，終於受不了了，哭著去找阿爸。

阿爸一看就直接點出問題，他說，熬夜看書，吃飯不專心，生活作息不正常，身體營養吸收不到，五臟六腑又得不到休息，毛病當然多，腦袋也不清楚，更不用說讀書想要記得住，這種熬夜讀書法的成效太差了。

《黃帝內經．素問篇》指出：「人臥則血歸於肝。」也就是說，人要躺下來睡覺，全身的血流才會流向肝，肝臟才可以得到完全的修復。

以中醫觀點來說，晚上十一點至凌晨三點，血液流經肝、膽時，身體才會得到完全的休息，否則在血流不足下，肝的修復功能將受影響，體力無法復元，連帶影響頭腦的思考能力。

熬夜看書，是現代小孩子都會有的問題，台灣升學壓力大，競爭激烈，加上父母的期盼，常常讓小孩子的肝膽受影響，傷害了健康與發育。

像現在小孩幾乎人人有過敏，可不要以為肝病只有大人才會有，小孩子也會，而且因為五臟六腑還在發育成長，要是加上熬夜等不好習慣，造成的傷害可能更大。

那時候阿爸就教我另一套讀書方式，他說，在對的時候，做對做的事，成功率絕對比在不對的時候，做對的事高很多；讀書、睡覺都要在對的時候，自然能得到加倍的效果。

後來，我就調整衝刺的讀書時間，根據中醫的經絡運行，頭腦最清楚、最適合學習思考的時間，是早上的七點到十一點，以及下午的三點到七點。

在下午四點多放學後，我就繼續留在學校或是圖書館裡看書，回家晚上吃飽飯，稍微休息一下，大約九點就上床睡覺，睡到五點再起床看書，中午吃飽後，也會先趴在桌上午休半小時。

除了調整作息外，阿爸也在飲食上幫我做調理，像是特別調製養肝茶，包括用西洋蔘來補氣生津、玫瑰花可疏肝理氣、枸杞子補肝明目、紅棗補中益氣等，隨著我的身體狀況再進行調整。

依照阿爸教我的讀書作息時間，再加上飲食及茶飲的調整，確實讓我讀書時的頭腦格外清楚，而且記憶力也更好，功課也進步了，臉上的痘子、過敏現象都改善許多。從那時候開始，我才知道，原來睡對時間，對人體幫助那麼大。

·吳·明·珠·的·養·生·之·道·

推薦茶飲——健脾祛溼養肝茶

材料：黃耆 2 錢、葛根 2 錢、茯苓 3 錢、決明子 2 錢、枸杞 5 錢、玫瑰花 2 錢、菊花 2 錢。

做法：將所有材料洗淨，加水 2000cc，煮 30 分鐘後當茶飲用。

功用：健脾祛溼，養肝通便解毒。

心事都往肝裡去

認識我的人都會說，吳明珠個子小小的，動作卻很快，走路快、吃飯快、做事情快，就連說話也像機關槍，一連串的快，沒辦法，個性就是急呀！一直到現在，年過半百了，我的個性還是一樣急，天生養成，想改還真不容易。

不過，個性太急，曾讓年輕時的我急出了毛病。那時候，在藥學系讀書，課業繁重，還得到醫院輪班實習，一會大夜班，一會小夜班，日夜顛倒，睡眠不足，吃飯、作息不正常，整個人瘦到四十公斤左右，女生愛減肥，瘦瘦的還覺得漂亮，一點都不覺得有問題。

只是每當生理期的前後，先是感到肚子悶脹，胸部漲痛，總覺得胸口有股無名火想要燒起來，看什麼都不順眼，脾氣變得又急又壞的，偏偏又得忍著不能發作，只見我臭著一張臉，唉聲又嘆氣，這時候，我的同學們都會閃得遠遠的，就怕被吳明珠的經前症候群給掃到。

那時候和我一樣有經前症候群的同學們也挺多的，女生彼此了解生理期的痛苦，也都以為痛、不舒服的症狀是正常的，根本不以為意。直到有一次在上實習課時，突然痛到站不直，才覺得身體不太對勁。

那時剛進入西醫的體系學習，早把小時候熬夜弄壞身體的經驗忘得一乾二淨，也覺得西醫治療這種經期不適的方式，又快又好用，一顆止痛劑或是消炎藥就解決了，

這樣長期下來，就在畢業前，有一天洗澡時，突然發現左胸外側有個小硬塊，當下以為自己得了乳癌，一連串的負面想法不停的升起，一直悶在心裡，自己偷偷跑去醫院做檢查，才知道是乳房纖維囊腫。

本來醫生的診斷是得進行手術將硬塊割除，但當時我還年輕，還沒有結婚，又愛漂亮，一想到在胸部上割一刀，留下疤痕，真是害怕極了，這時我才決定回家向爸爸求救。

當然免不了一頓罵，阿爸當時就說，妳喔，瘦成這樣，身體需要的養分完全不夠，讓統理身體各部位的臟腑無法正常運行，它們個個息息相關，一個受到影響，全都受到牽連。

再加上個性太急，一急就生氣，又把怒氣全悶在心裡、胸口，久了當然悶出毛病來，這下我才知道，原來生悶氣可是會傷肝！

人要是易怒、急躁，傷到肝時，疏泄功能無法徹底執行，自然會在體內阻塞，氣就成了氣結，血就是血塊，例如女孩的生理期量變少，或是不順等；像乳房纖維囊腫，就是氣血不順，久了才形成塊狀，成為囊腫。

對於我的乳房纖維囊腫，阿爸說，不想開刀就得改變生活作息，否則就算開刀後，還是會再發，因為傷肝的病源沒有改變，情緒沒有轉換，一樣過著傷肝的日子，還是一樣會阻塞、氣滯。

從那時候起，我開始學著放鬆，學著不緊張，除了利用中藥調理外，也試著運動、按摩、瑜珈等等，當工作忙碌一緊張時，就以腹式呼吸法來調整情緒，真的很有效，不但緊繃的狀態得以舒緩，心情也放鬆了。沒多久，乳房纖維囊腫真的變小了，免去開刀之苦。

至於男人性子更急更爆，礙於面子問題，生氣、煩悶全往肚子裡吞，但是，這可不像一般食物，消化不了拉拉肚子就好了，怒氣、煩悶等，全往心肝去了，肝只能幫你排毒，卻排不了氣，悶久了，就傷了肝，肝來不及復元，就開始肝硬化，甚至肝癌，在台灣，肝癌是男性死因第一名，肝癌的比例是全亞洲之最，足見台灣的男人真的又悶又氣的。

從我開始學習中醫後才發現，原來現代人過的生活，都是傷肝的生活，例如，晚睡早起、喝酒熬夜、習慣吃加工品、抽菸、生活壓力大、易怒抑鬱的情緒等。

過去有句俗話說，「十女九鬱」，這句話我覺得要改一改，現代人是「十人九鬱」，不論男女，都因生活、工作壓力等等，常感到「鬱卒」，心情煩悶，許多上門來的病患都會說，「吳醫師，我的胸口悶，感覺呼吸不過來！」或者是失眠、睡覺時多夢等等。

其實，不用把脈，光聽他們說話、聽他們深沉的

·吳·明·珠·的·養·生·之·道·

怒則傷肝

情緒起伏過大，會傷到肝，尤其是自我要求高、追求完美、脾氣急躁的人，容易產生焦慮不安的情緒。而肝又主疏泄功能，就是幫身體進行新陳代謝，排出不好的物質，有排毒的功能，如果不能穩定情緒，就容易影響肝的功能。

嘆息，就知道不是胸口悶，是心肝悶，這種情況除了中藥調理外，最主要心情要放鬆，我們習慣說「心事」，其實，心事才不是放在心上，而是往肝裡塞，真的很不好，本來肝是來幫我們排毒，別幫它增加那麼多的負擔，就算再好的員工，也有受不了而爆發的一天，到那時後果可就不堪設想。

忙碌卻不爆肝

「妳幾歲了？真的嗎？不可能吧！」這是很多人見到我第一眼時的反應，因為他們都不相信，我已經快要六十歲了，居然能夠維持得這麼好。驚訝之餘，他們都會問，怎麼保養的，皮膚那麼白，臉上手上都沒皺紋，還那麼瘦，肯定吃得好，睡得飽，或是有什麼永保青春的祕方之類的，甚至還會懷疑我去做了醫美。

這時候，不用等我回話，一旁的護士助理們就會搶著幫我答，「吳醫師比誰都忙，天天要看診，還要上電視聊中醫、電台訪問、平面報紙雜誌，回家之後還要照顧公公婆婆、老公和兒子。吳醫師從早忙到晚，根本沒空去做醫美啦！不過，吳醫師最愛她的心肝寶貝，她可是有一套護肝養生法呢！」

是的，我很忙，真的很忙。

有時為了準備上節目的資料，下班後回到家，還得熬夜到三更半夜，隔天一早又得起床，常常睡眠不足，廣告明星常說只睡一個小時，雖然我沒那麼少，但可能只睡四到五個小時左右而已。

我和現代很多上班族一樣，工作超時、壓力很大，但是，我可不會爆肝。為什麼呢？

其實，只要自我分析一下工作習慣，再進一步去了解肝的習性，二者好好配合，在平日生活中多保健，飲食上多注意，就能將忙碌的工作與身體健康取得平衡點。

從學校畢業後踏入社會開始，人生就是在青壯年時期打拚，忙碌的工作也是為了生計，養家活口、養兒育女，總不能一家人餓肚子，只為了換一個不傷肝的工作吧，這絕非一個成熟的成年人該做的決定。反而應該去找出和平相處的平衡點，讓兩邊都能夠相安無事。

我有很多的病人都屬於工作超時、壓力大的上班族，他們也都是高危險性的爆肝族，本身苦不堪言，口臭、兩眼泛黃無神，也因肝火旺，導致夜裡失眠難以入睡，有時甚至得依靠安眠藥。

或者，有些父母帶著小孩來看診，一看就知道，小孩被讀書的壓力弄到喘不過氣來，其實，在十二歲之前，小孩都應該處於放鬆的狀態，才能好好的發育成長。

若承受壓力過大，過度壓抑、強迫學習，恐怕也得不到好效果、拿不到好成績，正所謂物極必反。讓孩子們在成長階段中睡得飽、吃得下、五臟六腑發育得好，抗壓性與耐受力也會跟著成長。

以我自己的經驗來看，這些年來，雖然工作持續繁忙，但我把握住平時保養時間，以及合宜的食療方式，來補充消耗的能量，才能避免成為爆肝一族。

另外，拉筋對肝相當有益，透過簡單的伸展，能讓肝經得到刺激。上班族的問題之一，就是久坐，讓氣血滯留，讓肝的運行疏洩難以進行，所以，要經常起來走動，上廁所或是倒茶喝水，這些小小動作，都是保肝的好方式。

肝是沉默的器官，卻也不難搞，只要好好的對待，它

·吳·明·珠·的·養·生·之·道·

上班族「護肝」要趁早——

飲食以清淡為主；避免過量飲酒，也不要多吃辛辣刺激食物、煎炸燒烤或粗糙、生冷堅硬食物。而枸杞、紅棗、山藥、燕麥、扁豆、核桃、新鮮蔬果則是健脾養肝血的好食物。

會是我們在事業衝刺的階段，最力挺我們的伙伴，小小動作就能有大大功效，何樂而不為？這些我也常做，瞧，在我的身上，看不到爆肝的徵兆，反而愈來愈年輕，這也都得感謝肝的幫忙，女人只要肝好，維持青春與容貌一點都不難。

第二章

五臟要安，肝必先安：肝好顧全身

中醫所說的肝，不單只有肝臟，還包括肝臟、肝脈、肝經、肝血，又因為與其他臟腑息息相關，包括養分的消化運送、人體免疫系統等等，肝也都屬於其中一個環節，它的功能多且強大，包括能量轉換、解毒、血糖調節、啟動免疫功能等等。

《黃帝內經》進一步提到，「肝者，將軍之官，謀慮出焉。」肝之於我們的人體，是智慧、力量的化身。

雖被封為「將軍之官」，但它卻是個有智慧的武將，能謀略，能思慮，懂得調節與運行。

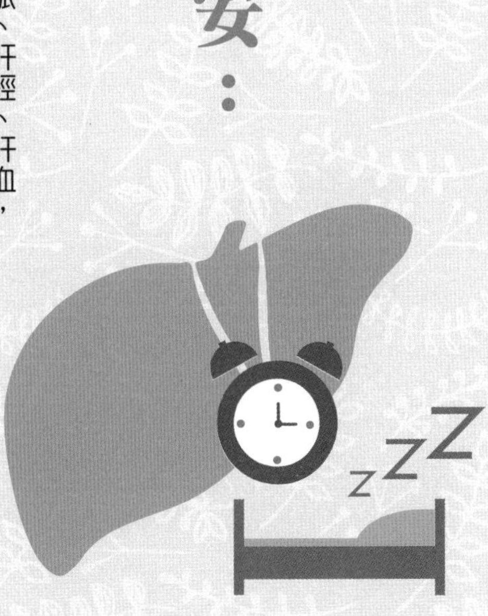

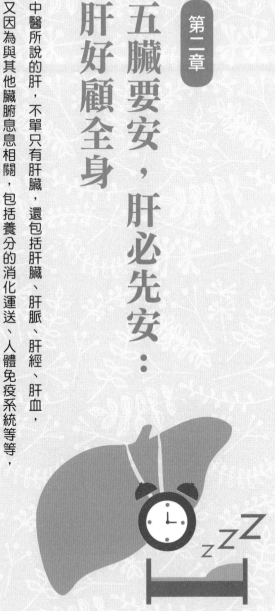

肝是能量轉化的關鍵

小時候，常看到肝病的病患上門來求診，他們的臉色暗黃，瘦骨嶙峋，全身直不起腰，說起話來沒有元氣，眼睛布滿血絲，阿爸看完後，總是嘆氣搖頭的說，怎麼拖到這個時候呢？陪同前來看病的家屬，總是焦慮憂心，甚至淚流滿面，我雖然不知道發生什麼事，但卻感覺得到那股哀傷。

在台灣，肝病比例很高，一度被封為台灣的國病，每年帶走約一萬人左右的生命，讓許多家庭破碎，失去幸福！為什麼台灣人得肝病比例這麼多呢？原因很多，不外乎應酬喝酒、熬夜、過勞、以及亂服成藥及保健品等。

而肝病患者又多以男人為主，這可能跟台灣家庭教育、個性有關，男人常被要求堅強，凡事都得往肚裡吞，生氣、委屈、不滿等情緒，都只能默默承受，那悶氣無法像身體消化食物一樣，變成廢物排出來，相反地，只能停留在體內傷害身體，久了，自然悶出一身病來，而生悶氣最傷的，就是肝。

不同於男人，許多女人在處理憤怒或是生氣的情緒時，會透過罵人、碎碎念，甚至大哭大鬧，把情緒全部渲洩出來，很少會悶在心底、把怒氣留在體內，也就不會傷肝；所以，男人得肝病的比例，遠比女人高得多。港星劉德華有首歌〈男人哭吧不是罪〉，歌詞就有寫到「做人何必撐得那麼狼狽」，真的，勸台灣的男人們，學學劉德華，流眼淚來保肝吧！

正因為台灣肝病嚴重，台灣人很愛吃養肝、保肝的保健品，電視、電台一大堆補肝的廣告，路上也常看見強調補肝的青草茶，很多人都以為，前一天熬夜過度，隔天趕快去買個補肝藥吃，或是以為煮個蜆湯喝就能補肝，以為幫肝補一大堆營養品，就能擁有一顆好肝。其實，那根本是幫倒忙，不但無法幫肝分擔工作，反而可能加重肝的負荷。

由於肝臟沒有神經，它不會痛，等到有症狀出現時，通常已經罹患嚴重肝病。我常遇到上門求診的病患抱怨，他們每年都定期接受健康檢查，所有指數都是正常的，怎麼會突然就發現肝出毛病？

事實上，肝功能指數正常，不代表沒有肝病！這點大家一定要有認知，就像很多病患的健康報告沒問題，但中醫問診後，可能就會覺得這個病患需要調理身體，中西醫的診斷不同，對肝病的看法、治療方式也大不同。

西醫講究「及早發現，及早治療」，中醫則是強調「平時保健，病時調養」，不該等到症狀出現才處理，到那時可能都已經是很嚴重的病程了。

有一句廣告詞很流行，「肝若不好，人生是黑白，肝若好，人生是彩色的！」真的很實在，因為肝對人體來說，是非常重要的一部分。而想要去保護肝臟，應該先了解它的構造、運作方式之後，才能進一步去進行保護動作。

首先，你知道肝的位置在哪兒嗎？

很多人以為，肝在肋骨下方，在肚臍附近，我常遇上病患，摸著肋骨下方、肚臍右上方，說不舒服、悶痛，擔心得了肝病之類，問題是，那根本不是肝的位置呀！

肝的正確位置在腹腔右上方，若從身體正面來看，應是在右側乳房的下方四～五公分的地方，約在肋骨的第五根第六根左右的位置，比大家想像中來得高很多，整個肝臟被肋骨所保護著，平常摸不到，若在肋骨下方摸到肝臟，那事態就很嚴重，可能是肝腫大了。

紅褐色的肝臟是人體僅次於皮膚的第二大器官，是身體內部最大的器官，成人的肝約有一千二百公克，分為左右兩葉，右葉占五分之三，

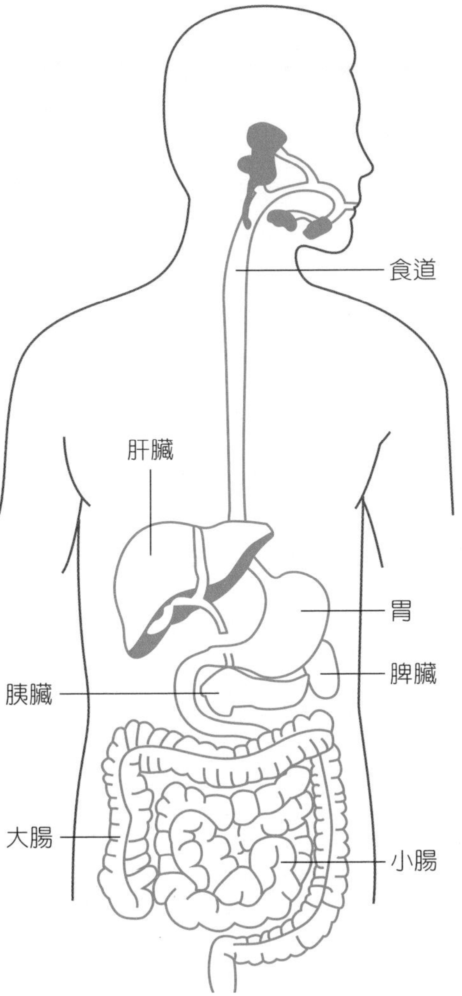

左葉占五分之二，二葉相連一體成型。

肝臟透過門脈及肝動脈二條血管，輸送血液到肝臟內微血管，藉此將營養素、新鮮氧氣送入肝細胞內，而營養素、或有毒物質經由肝合成代謝後，成為人體能夠吸收的養分，把毒素化解掉後，透過肝小葉的部位，將微血管的血液回流，並透過肝靜脈送到心臟，最後再將養分輸往全身各部位，並將化解掉毒素的廢物，透過大腸小腸等消化系統，排出體外。

肝臟有著「人體化學工廠」之稱，因為它的功能非常複雜且重要，包括下列幾種：

代謝營養素

人體需要食物當中的營養素維持生命，包括脂肪、蛋白質、醣分等，不過，這些營養素無法直接以原本的狀態在身體內發揮作用，就像我們吃下一隻雞腿，身體無法直接吸收雞腿的營養，而是必須透過肝臟的運行，將雞腿轉化成蛋白質、脂肪、醣分等營養素，再透過血液，經由血管將營養素運送至各部位。

解毒

肝臟其中一項很重要的功能，是把進到人體內的有毒或是可能危害身體的物質，轉化成無害無毒的狀態後，再排出體外，例如酒精，當我們喝酒後，透過肝臟內的酵素，將酒精轉換成水或二氧化碳，再排出體外。或者是吃到過期食品時，裡頭有發霉的成分，誤食進肚子裡，這時肝臟就會最先出來把關，將發霉有害身體的毒素分解，變成無毒的廢物後，再經由大腸轉化成大便，排泄出來。

製造膽汁

很多人都以為膽汁是膽囊所製造的，其實這是錯誤觀念，膽汁是肝臟所分泌製造的，產生後才送往膽囊儲存。

膽汁呈現金黃色，味苦，但膽囊內的膽汁，因為經過濃縮而成深綠色。膽汁可以乳化脂肪，刺激胰脂肪酶的分泌和啟動，促進脂肪、膽固醇中脂溶性維生素的吸收。

此外，膽汁會將肝臟內的廢物送到十二指腸，和糞便一起排出體外，這些廢物主要是舊的紅血球被破壞時產生的，叫做膽紅素的黃色色素，一般人正常狀況下的大便是棕色的，就是膽紅素的關係。

此外，膽汁的作用還有抑制腸道內的病菌生長和毒素形成；也能刺激腸道蠕動，幫助食物消化及吸收；中和胃酸，讓酸性血液變成鹼性血液。

有些人在罹患膽結石時，會考慮是不是要把膽摘除，也盛傳膽是無用的器官，有沒有都無妨。其實，身體內每一個器官的存在必定有它的作用與功能，在非不得已的情況下，我都不建議去摘除。

有人說膽割掉了，變得膽小容易受驚害怕，其實，是因為膽割掉後沒有地方儲存膽汁，膽汁直接流入十二指腸內，造成人體的脂肪無法順利消化，一旦吃太多脂肪或是太油

·吳·明·珠·的·養·生·之·道·

黃疸

一旦膽汁的分泌有問題，膽紅素沒有辦法即時排出體外，就會留在身體裡，時間一久，皮膚也就被染黃，就是所謂的黃疸。

的食物後，很容易就有漲氣或是拉肚子等不舒服情況，這都是將膽割掉造成的副作用，並非真的變得膽小。

儲存能量

肝臟將食物消化後，會轉化代謝成營養素，再分送出去，但同時也會儲存一些營養在肝臟內。像是肝醣、脂溶性維生素、成為工作時所需要的能量來源，像是肝臟執行代謝、排毒、排泄、製造膽汁、蛋白質合成等等。

肝臟功能正常時，肝醣能維持體力與精神穩定，膽固醇穩定代謝，就不會有高血脂出現，酵素作用則可調節荷爾蒙，增強免疫力等等。

肝的功能很多也很重要，所以，肝如果是好的，人生是彩色，就是指生活可以多彩多姿，吃喝玩樂都有體力能負荷，山珍海味都有口福可享用，甚至家庭幸福，能夠順利傳宗接代。

肝不好，蛋白質、營養素轉換代謝不及、也無法儲存，就會沒有力氣、精神萎靡，做什麼都不起勁，也沒力氣去做；心臟、胃、腎等功能也會減退，心臟無力、性慾減退、怕冷也怕熱、免疫力減弱、頭暈、手腳無力、走沒三步路就氣喘吁吁……，這樣的人生，多半不是臥病在床、就是整天賴在家裡，什麼事都做不了，當然一點色彩都沒有了。

肝的重要性在於，它是身體能量轉化代謝的關卡，沒有它，很多營養素都會缺乏，吃再多、吃再補也沒用，惡性循環下，身體健康會惡化，人生就變成黑白，甚至沒有顏色。

肝護身體，鞠躬盡瘁死而後已

肝對於人體有多忠心？我以「鞠躬盡瘁，死而後已」來比喻。

肝平時再累再傷，都不會有任何的反應，也不會有任何的抱怨，不像其他器官，要是太累或是生病，都會發出痛感，讓主人知道「我生病了」，主人可能會因此多加節制。

獨獨這個肝，堪稱是人體內的「阿信」，耐操耐傷，從不喊苦。甚至受傷了，還能自我修復，就算割掉一半，只剩一點點，一年半載的時間，肝又恢復原來的大小。

肝的忍耐力很強，功能也很強大，對人體很重要，《黃帝內經》曰：「肝者，將軍之官」，它是捍衛人體的第一關卡，猶如古代鎮守轄土的大將軍，英勇神武，所有外來的入侵者，第一關都在肝這位大將軍的把關下，一一擊退。

中醫所說的肝，不單單只有肝臟，還包括肝臟、肝脈、肝經、肝血，又因與其他臟腑息息相關，像是養分的消化運送、人體免疫系統等等，肝也都屬於其中一個環節，它的功能多且強大，從能量轉換、解毒、血糖調節、啟動免疫功能等等都屬於肝的範圍。

《黃帝內經》也進一步提到，「肝者，將軍之官，謀慮出焉。」肝之於我們的人體，是智慧、力量的化身。雖被封為「將軍之官」，但它卻是個有智慧的武將，能謀略、能思慮，懂得調節與運行。

「謀慮出焉」指的是肝在運行時，得去分辨進到身體內的物質是好是壞？是對身體有益的營養素，還是會破壞身體健康的毒素？這時候要做出決策，是進行代謝轉化，還是排毒的工作。

肝在健康時，都能在第一時間做出正確的決斷，否則稍一猶豫，毒素可能就會進入身體的血液循環裡，危害人體了。所以，肝好時，人通常都能做出對的決策，但萬一肝臟出了問題時，人在思考事情或判斷時，容易猶豫不決，甚至做出錯誤的決定。

現代人普遍過勞，體力過勞、腦力過勞，精氣神都過度消耗，尤其是

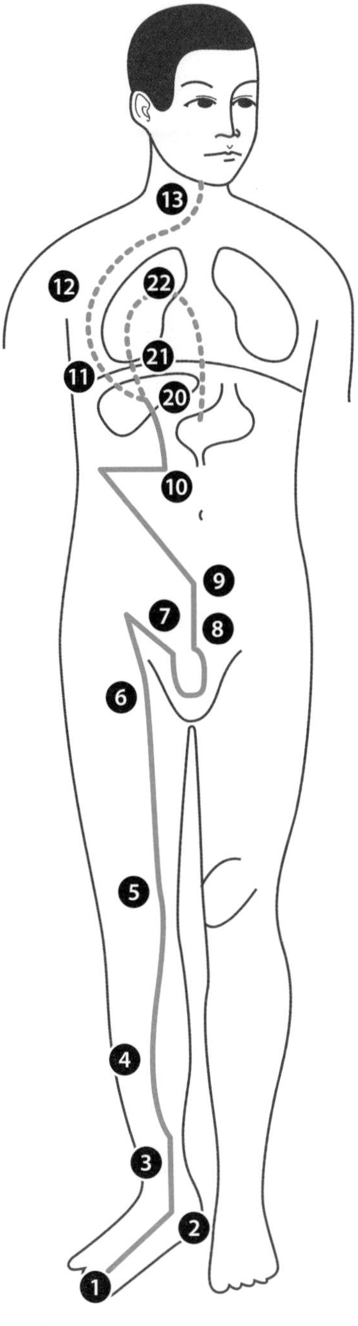

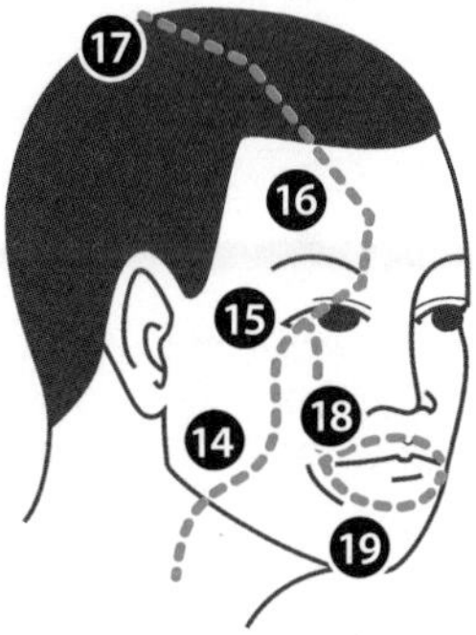

足厥陰肝經循行路線圖

① 起於腳部大拇指的邊緣
② 沿腳背上行
③ 至內側腳踝前一寸處上行
④ 再由踝上八寸處交叉到足太陰脾經之後
⑤ 上至膝蓋彎處內側
⑥ 沿大腿內側繼續上行
⑦ 至腹股溝
⑧ 繞過生殖器
⑨ 上至小腹
⑩ 挾胃兩旁，歸屬於肝，聯絡膽腑
⑪ 穿過橫膈膜
⑫ 分布於脅肋
⑬ 沿喉嚨後方
⑭ 向上進入咽峽部
⑮ 連接眼部
⑯ 向上出至前額
⑰ 與督脈交會於頭頂
⑱ 支脈 1 —— 從眼部下行至臉頰中
⑲ 環繞於嘴唇內
⑳ 支脈 2 —— 經過肝臟
㉑ 通過橫膈膜
㉒ 注於肺中，與手太陰肺經相接

整天面對電腦的工程師，在我的病人當中，最常見到這種過勞危險族。

這些人通常沒有病症出現，但是，就是感覺好累，怎麼都睡不飽，年紀輕輕，正值事業衝刺階段，偏偏心有餘而力不足；此外，整天都板著一張臉，明明就沒什麼事，莫名其妙就覺得心情悶，不開心；晚上躺在床上，東翻西翻睡不著，好不容易睡著了，又頻頻做夢，醒來昏昏沉沉。

有人說這種情況叫「亞健康」，也有人稱是「恍神」，或是六神無主，其實，在中醫看來，都是肝出了問題。

《黃帝內經》提到，「肝者，罷極之本，魂之居也，其華在爪，其充在筋」，指的就是肝臟是人疲倦無力的主要原因，只要肝正常運行，人就六神有主，不會恍神，手腳筋骨就靈活有活力，不會動不動就腰痠背痛，做事都有條有理，腦袋思路清晰，不會常常昏頭昏腦。

對於中醫來說，肝很重要，從胚胎開始到長大成人、老年，都得靠肝的運行來維持身體運作，偏偏，因為它的沉默，讓人總是忽視它、欺負它，熬夜、喝酒、抽菸、生氣、煩悶、過勞等等，肝大將軍總是最先去擋下這些壞習慣產生的後遺症，而受傷最重也是肝。

肝為先天之本

在中醫傳統的臟象學說中，肝屬於五行中的木，最主要功能為藏血及疏泄。藏血包括血液的儲存及調節；疏泄則是指氣、血、水的流通，以及精神情緒的疏導等。

早期中醫界認為「腎為先天之本，脾為後天之本」，但現今也有人認為，「肝為先天之本」。因為在生命養成的過程中，最初的胚胎，必須仰賴母親的肝血才能維持生命，發展成形。如果母親的肝血不足，將無法孕育健康的下一代。由此可知，從生命起源的那一刻，肝臟就開始運作，被視為先天之本，也有其道理存在。

《黃帝內經》也說，「血氣者，人之神」。血氣在生命活動中不可缺少，血氣充足則神旺，血氣虧虛則神衰，甚至神散人亡。

人得靠血氣運行，而肝臟是人體的血庫，每分鐘可處理的血量多達一點五公升。肝不單只有儲藏血氣，還有血的輸送運行等等。中醫提到，「人動則血運於諸經，人靜則血歸於肝臟」，當人體活動時，為了維持生理需要，肝會把源源不絕的血送到各部位去，保證血氣足夠；當人體休息時，肝又即時的把血收回來儲存，以備不時之需。

由此可知，最簡單，最有效的養肝方法，就是閉上眼睛，安靜下來休息，這時候身體的血氣全都會回到肝去。在中醫的養生方式中，中午吃飽飯後，應該要安靜的閉目養神，大家可以試試看，光是閉上眼睛十分鐘，就會覺得精神很好。有時候，與其休息時間長，倒不如抓對時間與方式，才能夠達到事半功倍之效。

而當人體出現異常出血的狀況時，肝臟會製造出凝血因子，即能凝血避免失血過多，還能調節血流，及時供應足夠的血液。肝硬化的病人常會出現失血過多的情況，就是因為肝功能無法正常發揮，凝血因子缺乏造成的危險。

肝的藏血功能太重要，身體能不能正常運行，全靠它。中醫學認為：「肝受血而能視，足受血而能步，掌受血而能握，指受血而能攝。」所謂「肝受血而能視」，就是說眼睛之所以能看見東西，是因肝提供了血給眼睛而能視；「足受血而能步」，指的是血要能夠到達腳，人才能夠走路；「掌受血而能握」，表示血到達手上，才能握起拳頭，「指受血而能攝」，指的就是血到達手指尖，人才能完成控制許多精細的動作。

由此可知，人體的血庫充盈，各個器官就能得到充足的養分與動力，除了運行功能外，還能抵擋外來的攻擊，也就是抵抗力提高，免疫功能也會增強。

換言之，肝所提供的血量不足，會導致視力模糊、手腳無力、手指笨拙等。在肝功能不好時，人容易感冒生病，容易受病毒細菌感染，就是抵抗力差、免疫功能不足造成。由此可知，人的生理活動都與肝有著密切關係，肝可不是只有排毒與分解酒精的功能而已。

另外，肝主疏泄。疏，疏通；泄，升發。肝的疏泄功能，反映了肝主升、主動的生理特點，它可調暢全身氣血，推動血液、津液運行，是促進養分運化最重要環節。

在中醫眼中，肝像是中央銀行，負責一個國家最重要的貨幣調節與經濟發展運行，該升息或降息，該調節放款或是緊縮，都與當下的經濟情況有關。肝也像是自來水公司，除了水庫何時該洩洪與調節外，還得管理水管運送，萬一中間有破裂或是塞住的地方，水就送不到家家戶戶去，基層民眾生活就會出現問題。

肝的疏泄功能，調整全身的氣機，進而產生生理功能。中醫提到，「氣行則血行」，也就是說，血液要能夠正常運行，送到身體各個部位，或是休息時送回到肝臟來，必須依賴氣機的運作。

肝的疏泄，就是在調整氣機運作，肝正常健康時，疏泄功能正常，氣機運作順暢，收放自如，但是，肝生病時，無法收放自如，身體就會出狀況。如同中醫所說，「氣滯則血停」，就會產生血瘀。

中醫文獻曾提到，「初病在氣，久病在血」，由氣而血，身體出狀況，從中醫來看，多是氣不順或是塞住後，

·吳·明·珠·的·養·生·之·道·

疏泄功能主宰身體健康

體內溼氣過重久了，會形成痰，進而結成塊狀，再嚴重一些，可能形成脂肪瘤，但也可能變成危及生命的癌。由此可見，肝的疏泄功能，非常的重要。

瘀血而產生的病症。例如女人的經期不順，或是乳房腫塊等。

常有病患上門來時，說總覺得胸悶、頭暈，那就是氣血不足，氣打不上頭，血也進不到腦部，人就會感到缺氧頭昏，也會感到呼吸不過來，我在看診時遇到這種情況，除了調氣外，也會補血。

肝也負責調節人體的津液，中醫所指的津液，是身體中各種的生理水液，像是口水、精液、胃液、眼淚等等。若肝功能失常，疏泄調節不佳時，水氣無法被推動，身體就會津液滯留，就是中醫常說的，溼氣過重的情況。

「肝血」是安五臟的關鍵

中醫提到，「肝為五臟之賊」，就是指肝一旦功能失常，最容易累及其他五臟六腑，所謂的五臟指的是包在人體肋骨底下的臟器，心、肝、脾、肺、腎，而六腑則是空的地方，它能生成津液，來提供身體轉化各種能量營養素所需，包括膽、小腸、大腸、胃、膀胱、三焦等。其中三焦對應心包經，主要在疏通水道及諸氣，這是西醫沒有的名詞。六腑與五臟，互為表裡，自然相互影響著。所謂的健康，是五臟連通，相互配合，六腑暢通，收放自如，二者共同維持人體的生命活動，簡單來說，就是喝得下，吃得津津有味，睡得香甜，尿得出來，拉得順暢等，這就是最好的健康。

中醫認為五臟與六腑互相影響其功能，故稱「互為表裡」。表即是外部；裡即是內部，二者相輔相成，相互轉化。其相對應的臟與腑為心與小腸、肝與膽、脾與胃、肺與大腸、腎與膀胱。而第六腑為三焦，即上焦、中焦、下焦，對應則是心包經。

五臟六腑表裡對照表

五臟	六腑
心	小腸
肝	膽
肺	大腸
脾	胃
腎	膀胱
心包	三焦

心——肝血充足心才安

心是五臟之首，《黃帝內經》稱心為「君之主官」。心主血脈，肝藏血。而肝藏的血，得透過心臟輸送到全身，維持各個器官運作正常。

心臟造血順暢，肝臟能夠妥善的收藏運行，調節各器官所需的血流時，心臟才能有所主，才能安心；若是心血不足，肝自然藏血不足，造成肝血虛；若肝血不足，心失所養，心血也跟著虛。

心造血，肝卻藏不住，肝藏不住血，心會急著不停造血，形成惡性循環，所以，通常心肝血虛會同時出現，人會有失眠多夢，頭昏目眩等症狀。

另外，心是藏神，統管精神與思維，肝主疏泄，調節心情心理，二者相依相伴，若是其一功能失調，則心將藏不了神，精神就會耗弱，思維不清晰；相反，肝疏泄功能失常，無法幫忙心去調節神時，或多或少都將影響心的運作，這時就會出現心悸、心煩、易怒等情緒，久了就產生憂鬱症，或是嚴重失眠的心志問題。

脾——肝脾失和人受罪

脾是一個「實權」很大的職位，《黃帝內經》稱「倉廩之官」，也就是掌握了糧食，負責補充身體能量，與肝互為所用。

肝脾一個主疏洩，一個主運化，脾所運化的養分，得靠肝的疏泄才能運送出去，而肝的藏血，又得倚靠脾運化出來的養分來供應。只有脾氣旺盛，生血才有本有源，肝才能有血可藏，肝血才充足。肝血充足能正常疏泄，就能促進脾氣運化。二者相互配合，如果失和，則血氣流通不暢，肝血不足，無法運行，會出現瘀血、嘔血等狀況，身體出現血瘀氣滯，人自然難受，沒有動力，坐也不是，躺也不是。因此，肝脾一旦失和，人受的罪就多了。

肺——肺肝不和活受氣

肝藏血、肺藏氣，二者協調才能氣血旺。《黃帝內經》稱肺為「相傅之官」，所謂相傅，就是宰相，負責均衡天下，分配資源的職責。協助心臟調節氣血循環。

肝藏血，想要血能順利推去各個器官，得靠氣機運行；肺主氣，掌管一身之氣的運行，若要正常發揮，得靠血的滋養。所以，肝與肺相互協調配合，人體氣血將可運行順暢，呼吸也感到暢快。但若肺肝不和，氣血運行不順時，就會出現胸悶，呼吸不順暢，咳嗽等症狀，成為悶悶不樂的人，又找不出毛病，只得活受氣。

腎——肝腎同源，養肝等於養腎

肝腎的關係極為密切，中醫有肝腎同源說法；肝藏血，腎藏精，肝腎之間互生互化，肝血得靠腎精才能生成，腎精的充足，得靠肝血的滋養，所以也有精血同源一說。

肝血足則腎精足，腎精虧虛則可能導致肝血不足，肝血若是不足，則腎精也會稀少，所以，養肝的同時，就在養腎，顧腎也等於在護肝，一舉二得。腎精不足時，也等於肝血不足，可能出現的症狀，像是雙眼乾澀、骨質疏鬆、健忘、耳鳴等。

膽——肝膽相照，情同兄弟

所謂「肝膽相照」是因為二者之間有一個地方連在一起，關係很密切。因為肝具有分解脂肪的作用，但這得靠膽汁來進行，肝能分泌膽汁，問題是無法儲存，得依靠膽；當肝大量分泌膽汁時，膽囊會進行濃縮動作，以便收藏足夠的膽汁，隨時應付身體所需。

當我們吃下大魚大肉時，膽囊一收縮，就會把膽汁擠向小腸去，幫忙乳化脂肪，若是沒有膽囊來儲存膽汁，脂肪無法被乳化，就可能造成身體不適，嘔吐或是肥胖等。

胰——肝胰並肩，最佳拍檔

胰臟分泌胰液，有兩個作用，一是分泌消化液，幫助消化脂肪；二是分泌胰島素，調解血糖。這兩個工作，在肝臟分泌膽汁及肝醣時，也都能做到，雙方並肩，發揮最大功能，是人體內的最佳拍檔，但是，若當肝臟運行有問題時，胰臟的工作量將加重，進而影響另一邊的健康狀況。

腸——肝腸合作，打擊毒素

大腸位在消化系統後半段，作用為排泄。大腸會製造大便，將毒素排出，肝臟在解毒後，廢物透過大腸排出體外，不讓廢物積累在體內，影響健康，全身才能神清氣爽。

但若是大腸功能減低，排毒功能不佳時，毒素廢物留在體內，不只是肝臟受傷害，其他器官也受影響，所以，不要輕忽便祕，一旦無法順暢排便，將會影響全身健康。

至於小腸，可將人體吃進來的營養素，送到肝臟進行合成、代謝及轉化等，像是醣類，在肝就合成肝醣，存於肝臟，當人體血糖降低時，肝醣就會轉化成葡萄糖，保持血糖的平衡。

小腸吸收胺基酸，肝臟合成為蛋白質，供身體所需，多餘的則分解成尿素排出體外。而酒精經小腸吸收後，變成乙醇送往肝臟，經酵素分解後，酒精就轉化成無毒性排出。

胃——肝胃難兄難弟

肝是消化系統的一員，和胃是難兄難弟，只要一個不好過，另一個肯定也不舒服。胃的功能之一是分泌胃酸，幫助食物分解消化。一旦胃出問題，就無法把食物分解成小分子，而胃要分泌胃酸，就是靠肝的疏泄引導，當肝功能出問題，無法疏泄引導胃酸分泌的量與時間點時，將引起胃腸消化不良、脹氣、胃痛等毛病。反過來，胃痛時，就無法把食物分解消化成小分子，讓肝好吸收轉化營養素，由此看來，肝胃還真是難兄難弟。

肝好，男女都性福

有許多病患上門求診，為的是想解決不孕症的問題，這時候，除了調整體質外，我都會要求病人養好肝。這是因為，肝的疏泄功能，也影響著生殖機能，所以，只要肝好，男女都性福，生兒育女都沒問題。

男人的精液、女人的經血，一個是身體的津液、一個是血液，都歸肝臟管，需要肝臟疏泄調節。

以男性來說，生成、貯藏精液的地方，稱為精室，是屬於腎的部份，但是，精室的開合功能，控制開合的機制，中醫稱為「精關」，攸關精液的生成排泄，更關係著男人的性與生殖功能。「精關」的開合，由肝腎主導，肝主開，腎控制合。

中醫認為，肝腎同源，肝藏血，腎藏精，精血相生，肝血依靠腎精的滋養，腎精又因肝血獲得能量而源源不絕。當肝不好時，腎精得不到補充，又掌握不了開合，能開不能合，可能會洩精過度，造成腎功能會受損，精來不及生成，無法給予肝血滋養。肝腎功能出問題，精液不足就會影響生殖能力。

中醫古書中曾提及，「司疏泄者，肝也；司閉藏者，腎也」，正因為肝參與了精關開合的調節，也主導了男性的生殖與性功能。所以，男人要性福，肝一定要好。過去大家都以為，男人性障礙要治腎，其實，肝的治療也應同步並行。

至於女人，進入青春期開始月經的循環，固定的時間一到，就有經血排出，肝主藏血及疏泄，女性經期有沒有正常，經血有沒有正常排出，全都依靠肝的安排，所以也有中醫認為，「女子以肝為先天」。

月經也是女性生殖的主要特徵，經期準時，經血順暢，代表著女性生殖機能處於穩定健康狀況，懷孕生子自然沒問題，但有時候，女性碰上壓力太大，或是經常生氣的情況，就會出現經期失準的問題，其實，這主要是傷了肝，沒有發揮作用，才進而影響生理期的情況。

當經血無法正常排出，泄不出來時，停滯在子宮內，就成了血瘀，久了，就會形成所謂巧克力囊腫，或是子宮肌瘤，影響生育，造成不孕症。

記得當年我正在北京攻讀中醫藥大學的博士，又要在醫院看診，可說是工作、學業二頭燒，在朋友的勸說下想要趁著年輕、身體狀況正好時懷孕生子，想不到努力了三個月，肚皮還是一點動靜都沒有。

後來去醫院檢查，發現可能是輸卵管阻塞，或是子宮內膜異位。回想起那段時間，我整個人又瘦又乾，臉色也較暗沈，生理期也不太穩定，時早時晚。我知道，生活作息影響了肝的功能，導致傷了脾胃的營養轉化功能等，無法懷孕問題在我，不是我的先生。

從那時候開始，我調整生活方式與課業，過著養肝的日子，天天心情愉快，早睡早起，分配時間去運動逛街看電影，讓心情放輕鬆，很快，才三個月不到，我就懷孕了。

·吳·明·珠·的·養·生·之·道·

治療不孕症

每當在治療不孕症時，我都會先與病患溝通，能不能配合養肝的生活，因為有時候，夫妻本身都沒有問題，只是現代人總過著傷肝的生活，想懷孕，肝卻無法發揮疏泄及藏血功能，吃再多中藥都沒有用。

其實，養肝生活很簡單，每天十一點入睡，早起吃早餐，按時運動調理，還要加上放鬆心情及紓解壓力的方式等，最好的做法，是夫妻一起來調整。

大家應該常聽說，有些夫妻原本生不出小孩，後來出國渡假，來個二度蜜月旅行，回來就懷孕的案例，那就是因為人放鬆了，肝也得到休養，不孕症自然就不藥而癒。所以，在我治療不孕症經驗來看，從生活作息著手調整，除了心情改變，再加上中藥的調理，通常很快，只要三個月就會有效果。

第三章

小心肝！肝的求救警訊：肝不好的沉默線索

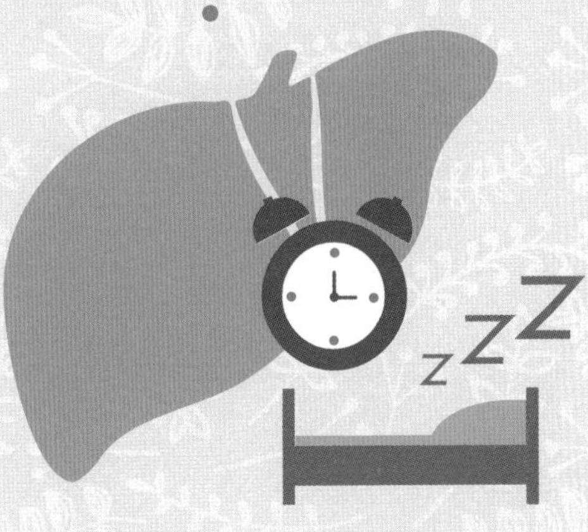

中醫認為，酒為諸藥之長。有散寒氣、通血脈的作用。《黃帝內經》也提到，「辛入肺，酒味辛，先入肺，肺與大腸相表裡，飲酒應取其升陽發散之性，使陽氣上升，肺氣更強，促進氣血流通。」適量飲酒確有好處。但是，酒多可就傷身，肝臟首當其衝。

酒精一進到人體，肝臟就忙著工作，先是解毒、排毒、把血液毒素分解掉後，再產生新鮮乾淨的血，一旦酒喝太多，肝臟的工作負荷也加重，酒精的毒性會損傷肝細胞，降低肝的工作效率。

肝受傷，眼手先知道

《黃帝內經》提到，心開竅於舌，脾開竅於口，肺開竅於鼻，肝開竅於目，腎開竅於耳。也就是說，經由觀察五官的異常情況，了解心、肝、脾、肺、腎可能存在的病變。

五臟五官五體對應關係表

五臟	五官	五體
心	舌	脈
肝	目	筋
脾	口	肌肉
肺	鼻	皮毛
腎	耳	骨

肝雖然是沉默的器官，但肝開竅於目，中醫認為，觀察眼睛可看出肝的狀況，尤其可從肝的眼睛色澤及清澈度來判斷。像正在成長的小孩子，眼睛明亮又清澈，因為他們的肝正在發育當中，天天睡得飽，

吃得好，無憂無慮，不會生氣或心煩，肝當然好，反應在眼睛上，就是明亮清澈。

但有句成語「人老珠黃」用來形容中老年人，說的就是人年紀大了，或者長期積累的壞習慣，如抽菸、熬夜等，就會出現肝氣血不足的情況，眼白顏色渾濁、發黃，眼睛乾澀等。所以，眼睛的狀態，是一項觀察肝的狀況很重要的指標方法。

另外，《黃帝內經》曰：「五勞所傷，久視傷血，久臥傷氣，久坐傷肉，久立傷骨，久行傷筋，此五久勞所病也。」指任何一種動作、姿勢都不可以過度使用，一旦使用過度就容易傷身，出現勞損的情形。

《黃帝內經》也提到，「肝藏血，主筋，其華在爪」、「爪為筋之餘」。爪即指甲，小小一片指甲的色澤和形態，就可以反應出肝臟的健康狀態。像是指甲上的「月牙」是不是變小？指甲是不是容易斷裂、邊緣硬皮多等。

中醫認為，若肝的氣血旺盛，會表現在指甲與手指頭上。肝主筋，筋指的就是筋膜，是一種聯絡關節、肌肉的組織，筋膜需要肝血滋養，肝血充盈，人體就能活動自如，手腳靈活。

同樣，筋膜得到肝血的滋養，指甲也能呈現潤澤的狀態，指甲長得紅潤，表面光滑，質地彈性有力，指面上都有半月牙。

一旦肝血不足，筋膜得不到滋養時，指甲質地變薄易斷裂、變形、顏色蒼白，半月牙也會消失；人的手腳也會易麻顫抖，伸懶腰壓腿時，常嘎嘎作響，還容易抽筋等。

另外還有一項指標，就是臉色發黃、口乾口苦口臭，這也是肝可能出問題的一種警訊。在中醫來說，這些狀況跟氣血不足、肝氣舒泄不暢有關，因為肝藏血，肝血不足，臉部得不到滋養，自然暗淡無光。

長期熬夜，睡眠不足的人，肝臟容易受傷，肝血自然不足，所以，臉色會變黃，暗淡無光，還會時時覺得口乾舌燥，進而影響食慾、影響整個身體狀況。

肝本身不會發出警訊，但因為肝臟和其他臟腑都息息相關，肝血不足，長期下來，也會造成其他臟腑受傷。所以，身體有許多異常的狀況，在中醫眼中，都可視為肝出狀況，有問題的警訊，大家可以參考。

在西醫眼中，雖然身體稍有不適，但肝指數在正常值內時，都不必接受治療。而對中醫來說，許多小症狀卻是珍貴的蛛絲馬跡，是人體開始異常或是氣血失和等的初發狀況，如眼睛出現紅血絲，就表示肝火旺盛由眼發出。

冰凍三尺非一日之寒，肝受傷害，氣血流失不足，也非一天所造成，必定是長期以來的壞習慣而養成、產生的症狀，也會日漸增加，只是出現的順序，會依個人體質不同，參考之餘，若有疑慮，還是要去向專業醫師請教詢問，不要自己嚇自己。

肝好不好？1分鐘自我檢測表

□經常感到疲倦	□無端感到煩悶、心煩
□眼睛乾澀	□眼睛經常充血，布滿血絲
□黏便	□體臭
□長期失眠	□睡眠不安穩、多夢
□口乾、口苦	□口臭
□舌苔厚	□經常偏頭痛
□臉色暗黃	□臉頰有斑
□易怒	□指甲易斷、月牙小
□常抽筋	□手腳無力
□經期不穩、經血不足	□四肢易麻

□腰肩常扭傷	□肚子大
□便祕	□胃痛、胃漲
□吃不下油膩食物	□體重驟減
□酒量變差	□皮膚經常紅癢
□腹部悶痛	□容易流鼻血
□水腫	□黃疸
□乳腺增生及婦科問題	□頭暈
□陽痿	□昏睡

上述的生活狀態，若是出現的項目愈多，愈有可能是因為肝出了問題，只是還要想想平時的生活習慣，有無後面章節所提到的壞習慣，倘若有的話，建議要進一步至醫院進行檢查。

傷肝八大惡行

養肝前，先來看看自己有沒有什麼傷肝的壞習慣，戒除壞習慣，養肝才不費力。

不吃早餐

肝屬於消化系統，負責代謝營養素及蛋白質，身體經過一夜的休養後，新陳代謝重新啟動，急需補充能量，早餐就是最重要來源，五臟六腑都等著開工，可是主人不吃早餐，就像汽車沒有汽油，怎麼動得了？

如果肝臟經常處於空轉的階段，偏偏又得供應養分給其他器官，肝就會生氣，因為沒早餐可代謝，還得釋出儲存的肝醣提供大家使用，到了中午，也容易因此而感覺特別餓，吃得就多，消化不了多餘的養分，只好轉成脂肪儲存，肝臟的工作加重許多，久了就變成脂肪肝。

熬夜、睡眠不足

《黃帝內經．素問篇》提到：「人臥則血歸於肝。」人在睡眠時，眼睛閉上時，肝臟才開始休息與復元。以中醫經絡觀點而言，晚上十一點至凌晨三點，血液流經肝經，此時讓身體完全的休息。然而現代人的生活習慣，晚睡、熬夜，再加上睡眠不足，讓肝每天都得不到完整的休息，血無法回流到肝臟。長久下來，自然就會造成肝的氣血不足，長期累積下來，肝就會抓狂發火，大冒肝火下，人的脾氣變差，心情自然跟著不美麗。

抽菸

抽菸傷害的不只是肺，也傷肝。本草綱目提到：「火氣熏灼、耗血損年，人不自覺。」指的就是，抽菸讓人易上火，耗損人的血氣。抽菸對肝來說，就是毒物，想想，天天抽菸的人，肝臟得經常幫忙排毒，抽菸已傷血氣，肝除了忙著替人體補充血氣外，還得忙著排毒，工作加倍，卻得不到足夠休息，你說肝應不應該生氣呢？

喝酒過量

中醫認為，酒為諸藥之長。有散寒氣、通血脈的作用。《黃帝內經》也提到，「辛入肺，酒味辛，先入肺，肺與大腸相表裡，飲酒應取其升陽發散之性，使陽氣上升，肺氣更強，促進氣血流通。」適量飲酒確有好處。但是，酒喝多就傷身，肝臟首當其衝。

酒精一進到人體，肝臟就忙著工作，先是解毒、排毒、把血液毒素分解掉後，再產生新鮮乾淨的血，一旦酒喝太多，肝臟的工作負荷也加重。酒精的毒性會損傷肝細胞，降低肝的工作效率，所以，酒喝愈多，會愈容易醉，經常喝，肝臟擋不了酒精的毒時，就會變成酒精性的肝病，進而轉變成肝硬化或肝癌。

過胖

肥胖也會造成肝的負擔，尤其是飲食上不節制，總愛大魚大肉、奶油高熱量等。這些食物難以消化，讓人體出現多餘能量。這時我們身體的保衛大將軍肝，就會出面去擋下所有脂肪，以保護其他內臟。所以，有句話說「胖人先胖肝」，就是這個原因，一旦長期累積下來，就會形成脂肪肝，這絕對是一種病，長此以往，將可能誘發肝炎，嚴重者引發肝纖維化，繼而發展成肝硬化、肝癌。

過勞

過勞是很多人肝病主要原因，尤其在上班族，工程師等等，一上班之後，就坐在位置上，盯著電腦螢幕看，忘了休息、忘了上廁所，甚至還忘了吃飯喝水，簡直是一種慢性自殺。

肝藏血，肝主目，肝要有足夠的血，才能夠去執行工作，讓眼睛有神，看東西清楚。問題是在過勞的情況下，肝一直在消耗能量，久了發出警訊，眼睛乾澀，久坐手腳不靈活。如同《黃帝內經》講到，「春夏秋冬，四時陰陽，生病起於過用，此為常也。」

許多人都不重視肝發出的警訊，身體過勞除了讓肝負荷加重，也會產生毒素、有害身體的物質，肝臟是解毒器官，也是第一個去對抗毒素的器官，多面夾攻下，肝臟一旦戰敗，就會引發突發性的疾病，如猛爆性肝炎等等。

發怒生氣

中醫認為，肝主怒，喜條達，主疏泄。人的喜、怒、哀、樂等情緒，都與肝有著密切關係，因此，中醫師常勸，要保持穩定的情緒，過度的波動無論是暴怒、狂喜、過悲、鬱悶等，都對肝不好。

七情在五臟中，怒為肝之志，喜為心之志，悲為肺之志，思為脾之志，死為腎之志，也就是說，怒傷肝，喜傷心，悲傷肺，思傷脾，恐傷腎。我們常聽人說，氣到吐血，那是真有此事，人在盛怒之下，肝氣血同時往上衝，輕則胸口悶痛、頭昏腦脹、重則昏厥吐血等等，若長期時間處這種情緒下，很可能誘發高血壓、心臟病、冠心病、胃潰瘍等疾病。

亂服藥

台灣人愛吃藥，總以為有吃有保佑，有病治病、無病補身的錯誤觀念，讓台灣的保健食品、中藥補品賣得嚇嚇叫，但大家別忘了「是藥三分毒」，負責解毒的肝臟首當其衝。

補藥吃太多了，可能幫不了肝，恐怕還會害肝「中毒」，因為藥吃太多了，肝根本來不及解毒排毒，最後就被這些藥毒給淹沒了，成了中毒的肝，所以，一旦生病或身體不適，就必須要就診、找醫生開處方藥，千萬不要自已當醫生，亂買成藥或是補藥健康食品來補充，那真的是給肝幫倒忙呀！

西醫看肝病，定期檢查，早發現成效佳

肝是人體最大的解毒器官，負擔人體內多種功能，沒有肝，也就沒有人生，加上肝是沉默器官，不到最後關頭，不喊苦也不喊痛。無論是西醫或是中醫的觀點上，都建議定期檢查，尤其是過勞、飲酒、抽菸的危險族，每年最好檢查肝臟一次，確保肝的健康，若是生病了，及早發現及早治療，都會有不錯的治療效果。

在門診當中，我也常會建議病患，每年都要去做肝臟檢查，像我每年都會利用抽血檢查，檢驗自己的肝功能指數變化，利用西方科學的數字，來進一步了解自身肝臟功能的情況，甚至可以把檢查報告做為中醫問診的參考。

對於肝的健康檢查數值，你了解嗎？

GOT（天門冬胺酸轉胺酶，AST）GPT（丙胺酸轉胺酶，ALT）

GOT和GPT是血液檢查肝功能最基本的項目，它們是存在肝細胞中的酶，主要的功能是代謝胺基酸。這是一般抽血檢查中大家最為熟悉的項目。肝臟含有數以千計的酵素，一旦發生病變時，會滲漏到血液中，因此，一旦指數升高，超過標準值，就得注意。

GOT存在於肝、心臟、肌肉等，很多情況都會上升，像是劇烈運動後等；GPT則大部分存在肝臟，存在於細胞質，不易釋放到細胞外，除非細胞死掉，讓GPT很容易流出，才可能滲透到血液中。

通常要進行研判時，會以二者的指數升高情況來推論。GOT升高程度較GPT明顯，可能是肝細胞壞死，有肝硬化、肝癌危險性。若GPT升高程度較GOT高，代表肝細胞膜的通透性增高，可能是急慢性肝炎。

無論是GOT或GPT，二者指數若升高，甚至超過正常值時，就要進一步的去了解原因是什麼，不過有時候，即使指數正常，肝細胞也可能遭到破壞，只是沒有反應在血液上，還是要參考其他檢查數據。

r－GTP（r－谷胺酰轉胺酶）

r－GPT是肝、腎、脾的細胞中含有的一種酶，當肝臟出現問題時，就會流入血液中，所以，一旦驗血的結果，r－GPT的指數升高，很有可能就是肝有問題。另外，酒精也會使r－GPT指數升高，做檢查時千萬不要喝酒，否則將可能誤判該指數的結果。

LDH（乳酸脫氫酶）

LDH是肝臟在分解糖時所需要用的酶，當肝有問題，分解糖的能力會隨之下降，LDH的作用變少，在血液中的含量自然就升高。

LAP（高氨酸氫基胺酶）

LAP主要是用來分解蛋白質的酶，當肝生病時引發黃疸，LAP

指數會上升，如果是急性肝炎時，LAP指數則會上升五倍高。

尿液篩檢——尿膽紅素、尿膽原素、尿蛋白

當肝細胞受損，或是膽道阻塞時，膽紅素就得經由腎臟從尿液排出，因此，一旦在尿液檢查出尿膽紅素時，表示可能有肝炎問題。

在正常情況下，尿膽原素在腸道中被吸收，進入肝臟內合成膽紅素，所以，尿液中的膽紅原素含量較少，一旦肝功能出現問題，尿膽原素無法被吸收，直接從尿液排出，就會被檢查出來。

肝臟血液、尿液篩檢時數據參考

檢查方式	指標	正常值	警訊
血液篩檢	GOT（AST）	5～40（IU/L）	往上增加超過正常值，較GPT明顯，可能是肝硬化或肝癌。
	GPT（ALT）	5～40（IU/L）	往上增加超過正常值。較GOT明顯，可能是肝炎。
	r－GTP	50（IU/L）以下	指數上升時，肝的蛋白質合成能力衰退。
	LDH	50～400（IU/L）	指數上升時，肝的蛋白質合成能力衰退。
	LAP	60～230（IU/L）	指數上升時，肝的蛋白質合成能力衰退。

血液篩檢	ALP	110～340 (IU/L)	指數上升時，肝的分泌膽汁功能可能出現障礙
尿液篩檢	尿膽紅素	陰性（－）	呈現陽性時，肝功能降低
	尿膽原素	弱陽性（＋）	呈現陽性時，肝功能出現障礙
	尿蛋白	陰性（－）	呈現陽性時，肝臟發炎

※正常值略有不同，此僅作為參考。

在醫院抽血、驗尿後，若出現指數異常情況，應該要進一步的周密檢查，像是超音波、核磁共振成像，或是腹腔鏡等檢查，這些都是利用影像來診斷肝臟受損情況的檢查。

當中醫遇上西醫的肝病

脂肪肝

西醫這麼看——

肝臟脂肪超過肝臟總重量百分之五以上

全台灣約有六成以上的人，都有脂肪肝，其中又以男性居多，脂肪肝是屬於西醫的病名，中醫沒有這種說法。當肝臟的脂肪含量超過肝臟總重量的百分之五，就會被認定有脂肪肝的問題，隨著脂肪含量比重的增加，分為輕度、中度到重度。

脂肪肝會造成肝臟血管被油脂卡住，讓含氧量變低、代謝變慢、肝功能下降。由於完全沒有症狀，通常在健康檢查，或施行腹部超音波時才會被發現。只要確定沒有發炎，西醫就不會有進一步的處置。

西醫認為，脂肪肝的原因，主要是飲食習慣所造成，大魚大肉、澱粉、甜食、肥肉等吃太多，導致肥胖，胖的人大多都有脂肪肝。另外，血脂肪過高、糖尿病、類固醇等藥物中毒，也都有可能造成。

但瘦的、或是看起來營養不良的人也可能有脂肪肝，有些瘦弱的人體質屬於脾胃弱、吃多拉多無法吸收的類型，但如果在飲食上偏好肥肉、甜食等高膽固醇的食物，脂肪得透過肝臟代謝，首當其衝，還是免不了被脂肪包圍，形成脂肪肝。

愛喝酒的人，也容易因為酒精而罹患酒精型的脂肪肝。一般人覺得脂肪肝不是病，西醫也很少會開藥給病患進行治療，其實，至今西醫也未必肯定，脂肪肝不會引肝硬化或肝癌。因此，若確實有脂肪肝時，還是要進行飲食、生活的調整，透過減肥運動來改善，畢竟肝的脂肪太高，對於肝臟總是一項負擔。

中醫這麼看——

肝血瘀阻、肝氣鬱結、肝膽虛弱

中醫認為，肝具有疏泄功能，就是讓全身的血氣通暢，把好的血氣運送至全身、不好的廢物排至體外。所以，肝若是健康，吃什麼都能消化，不會感覺脹氣或悶痛。

但脂肪肝是脂肪滯留在肝臟，無法順暢運行，顯示「肝血瘀阻、肝氣鬱結」，加上，肝要消化脂肪，得靠膽汁幫忙，而脂肪來不及消化，表示膽來不及供應膽汁，膽氣不足，無法收縮擠壓膽汁給肝消化脂肪時，脂肪就留在肝臟堆積。有脂肪肝的人，腰圍都會比較粗，因為肝臟被脂肪包覆，會讓肚子變大。

中醫也認為，脂肪肝是「痰」與「瘀」積聚在肝臟的結果，「痰」與「瘀」是指溼濁產生的代謝廢物，長期停留在組織器官身體內，影響氣血流通。古人有說，「肥人多痰溼」，符合上列所述，肥胖者容易患有脂肪肝的觀點。

中醫的醫治方式，以疏暢肝氣、袪溼清熱、除痰化瘀為主。尤其當病患心情欠佳，胸口煩悶時，右下腹區會覺得悶痛脹氣，這是肝氣鬱結，可以用柴胡疏肝散來疏解肝氣不順。

至於溼熱的體質，一來是台灣的氣候影響，二來是飲食習慣造成，很多人都屬這種體質，這也是台灣人易得肝病的原因之一。有這種體質的人，會感到疲倦、昏頭、胃脹、口乾口苦、失眠多夢、便祕等等。一旦溼熱過久，便成為痰，影響了血氣流通，成為脂肪肝。所以，除痰消瘀是脂肪肝最根本的治療方式。

中醫調理方式

- **改變飲食：**多吃蔬菜、堅果，攝取優質蛋白質。少吃炸雞、肥肉、甜食。
- **運動：**慢跑、游泳、仰臥起坐。鍛鍊腹部，改善大肚子。
- **用藥：**山楂、決明子、大黃、澤瀉、茵陳等，具有消脂的藥方。
- **食療：桑葉去油茶**

功效：活血消脂，清熱利溼，散瘀消脂。

材料：桑葉2錢、荷葉2錢、丹參2錢、茯苓3錢、水1公升。

作法：將材料全部洗淨後，放入鍋中熬煮，濃淡可依個人口味調整。

肝炎

西醫這麼看——
細菌、病毒、寄生蟲等感染造成。

當肝細胞受到損傷時就會發炎，這就是肝炎。至於發生損傷的可能原因，最常見是細菌、病毒、寄生蟲等所感染造成，另外，不當用藥、酗酒等，也是引發原因之一；其中如果由藥及酒精引起，只要發現得早，趕緊停藥、戒酒，肝都能自行修復。

病毒性的肝炎，依種類不同，分成A、B、C、D、E五種。

A型肝炎、E型肝炎：主要因飲食不當，吃了不乾淨的食物，引發腸道感染，不會發展成慢性肝炎，或是肝硬化、肝癌等問題。

B型肝炎、C型肝炎、D型肝炎：台灣肝病猖獗，每五、六個人當中，就有一人罹患肝病，其中又以B型肝炎最為嚴重。傳染的方式，主要是透過血液或體液傳播，如性行為或是母嬰傳染，由於B、C型肝炎會轉變成慢性肝炎，肝硬化，甚至肝癌，須格外注意。

中醫這麼看——

元氣不足，氣血空虛的時候，才會讓邪毒入侵。

中醫沒有所謂肝炎一詞，病毒性肝炎是外來的病毒進入體內後去傷害肝臟細胞，中醫認為，病毒之所以有機可趁，是人體處於元氣不足、氣血空虛的狀態，才會讓邪毒入侵，所以，透過調理身體的元氣、作息、飲食習慣，來補中益氣，增加抗體，是避免病毒再度入侵的良方。

肝炎嚴重時，患者會出現口乾口苦、頭暈、胸悶、胃脹想吐、疲累倦怠無力、煩躁失眠等症狀。關於肝炎的治療，中醫向來講求對症治療，所謂活血、化瘀、益氣養血、清熱利溼，從對抗病毒調整人體免疫力、保護肝細胞、加強肝臟功能等多方面下手。

另外，肝炎也會出現肋痛、肝胃氣痛，和黃疸症狀相似，而中醫認為，黃疸的發生與溼有關，飲食沒有節制、氣候改變、過度操勞，都有可能讓溼邪入侵，導致體內氣血不順、氣機淤滯、脾胃蠕動消化變慢，這些都是肝蘊溼熱、肝鬱脾虛的症狀。

中醫在治療肝炎上大概可分為以下幾類型：

1. **肝蘊濕熱型**：身重體倦，胸腹脹滿，食少納呆，噁心厭油，口乾口苦，手熱心煩，尿短赤，大便或結或溏。

2. **肝鬱脾虛型**：胸悶不舒，情緒或煩躁或抑鬱，精神疲倦，失眠多夢。右痛為主，偶亦在左。情緒激動則痛甚，臥息則痛減。

3. **脾虛氣虛型**：疲倦乏力，頭暈目眩，失眠多夢，腰痠腿軟，手足心熱，心悸心煩，津少口乾，納呆，遺精，月經失調等。

4. **血瘀癥積型**：面色晦暗，頰部赤縷，魚際發紅（肝掌），上身血痣（蜘蛛痣），納呆腹脹，衄血，急躁易怒，腹部刺痛固定少移，尿色深黃，下癥積（肝、脾腫大），鞏膜晦黃，口唇暗紫，舌質紫黯，偶見瘀斑。

以上是中醫治療肝炎的常見必需經醫師的「辨証論治」的症狀，才可對症下藥，改善一病程。

中醫調理方式

- 多吃清淡，易消化飲食。
- 少吃冰冷、辛辣油膩。
- **作息**：充足休息，不宜熬夜，保持心情愉快。
- **用藥**：中醫認為肝炎是人體正氣與溼熱毒邪對抗相爭之戰，治療方式以祛除毒邪為主，會施以黃蓮、黃芩、連翹、虎杖、茵陳、苦參、板藍根、山梔子等。
- **食療**：**當歸雞湯**

功效：補血養肝，強健體魄。

材料：烏骨雞半隻、當歸10公克、黨參10公克，米酒、鹽適量。

作法：先將烏骨雞汆燙，將當歸、黨參放入鍋中，放入適量的水，燉煮至雞肉鬆軟，加入米酒及鹽即可。

- **藥飲**：**桂枝柴胡湯**（依體質加減處方）

功效：古醫書上記載，用來針對慢性肝炎。為感覺身體發熱、口乾、食慾不佳、忽冷忽熱，可消炎。柴胡、桂枝可提高肝臟機能，芍藥則有解熱鎮痛之效。

材料： 柴胡3錢、桂枝（去皮）3錢、黃芩3錢、人蔘1.5錢、甘草（炙）1.5錢、半夏3錢（洗，二合半）、芍藥1.5錢、大棗6顆、生薑3錢。

作法： 上九味，以水五碗，煮取二碗，去渣，早晚溫服一碗。

肝硬化

西醫這麼看——

肝細胞遭到破壞後壞死，產生纖維或結節，讓肝變形變硬。

台灣有三百多萬B肝帶原者，有三十多萬C肝患者，加上酒精、成藥的毒害，這些人都是肝硬化的潛在可能患者。肝炎演化到肝硬化，需要多久時間，因人而異，但如果能好好的照顧，就可以一直維持不惡化，偏偏肝炎到肝硬化過程中，通常不會有任何不舒服的地方，很容易延誤就醫機會。

肝細胞因病毒、生活作息、過勞等影響受損，持續惡化的情況下，細胞可能會壞死，形成纖維化組織或是結節，肝就變形或變硬。

初期很難發現，是因為肝臟內的健康組織，還能夠應付日常代謝需求，病患不會有感覺，直至惡化到影響肝臟功能時，病患出現精神不佳、體重減輕、疲倦、口乾舌燥、上腹疼痛、肝斑、臉色黑黃，甚至出現黃疸等等，這才知道是肝硬化。

肝硬化成因主要是病毒性肝炎，但長期酗酒的人也可能因酒精性肝炎造成肝細胞因不堪酒精毒害而壞死，最終也形成肝硬化。另外，長期服藥或是接觸化學物質的人，肝在排毒不及的情況下，毒害自身肝細胞，同樣也可能造成肝硬化。

肝硬化是不可逆的疾病，硬掉的肝細胞無法因照顧治療而變軟或回復到以前健康的狀況，加上肝硬化會使肝臟無法發揮功能，讓人體毒素無法代謝、營養無法吸收，病況很容易朝向惡化一途。所以，一旦發現肝硬化，若是初期，只要定期追蹤，並改變生活作息，或許還可維持不惡化的狀況。

中醫這麼看——

肝氣虧脾損，外部溼邪入侵體內，耗損氣血。

中醫認為，飲食失調傷及胃，長期下來，脾胃氣虛，加上飲酒不當過量，五臟六腑失和，溼濁內生，肝氣虧脾損，外部溼邪入侵體內，耗損氣血，長期大量不足，肝又得不到養分補給，在無法自癒的情況下，就會出現問題。

中醫也認為，肝硬化是一種積聚硬塊，通常會以活血化瘀方法，讓肝軟化，必須加上人體五臟六腑的配合、經絡的調理來運作。如針灸、施艾等。

初期肝硬化的感覺像脅痛、積聚，就是因為肝受侵害嚴重，無法發揮疏泄之效，讓廢物停留在肝臟，受損細胞無法修復也無法排出，停留在肝內，形成結節、硬化等，這時候病患會感覺胃脹腹悶，鬱氣不散，影響心志，造成精神緊張。

由於後期會出現腹水，肝硬化在中醫上也列入積聚、臌脹的病症。

中醫的診治以服藥為主，針對益氣活血、滋陰降火。

中藥當中也有具特殊作用的藥材，用來改善肝臟的細胞循環，抑制肝臟的纖維化的速度程度，同時也要加強肝臟的代謝能力，重新啟動肝臟的功能，促使肝功能恢復。

中醫調理方式

- 以易消化飲食為主，適時補充脂肪、維生素、無鹽食物。
- 少吃生冷、辛辣刺激食物。
- **作息：**充足休息，宜多臥床。
- **用藥：**改善肝細胞循環，停止惡化——丹參、當歸、川芎。
  加強肝臟代謝，促使肝細胞恢復——五味子、黃蓮、黃耆、生地。
- **藥飲：柴胡甘草湯**（依體質加減處方）

  功效：疏肝解鬱，清熱解毒，改善肝功能。

  材料：柴胡、蒼朮、杭白芍藥、川穹、甘草、枳殼、香附、青皮、厚朴。上述材料各約10克。

作法：放入約1公升的水熬煮，早晚當水喝。

肝腫瘤

西醫這麼看——

肝臟在人體中屬於腫瘤易發部位之一。

肝臟在人體中屬於腫瘤易發部位之一，有良性、惡性之分。良性比較少，主要發生在肝細胞、膽管上或是血管及其他中胚層組織中，如肝血管瘤、肝囊腫、局部結節增生、肝腺瘤等。至於惡性肝腫瘤，即肝癌，或從其他部位癌症移轉至肝臟。

而肝血管瘤、肝囊腫等，若是患者沒有覺得不舒服，就可以定期追踪檢查，除非腫瘤有變大，造成不舒服或疼痛等，則需進一步觀察治療。

惡性的肝腫瘤，就是肝癌，為國人十大死因之一，還曾連續二十年名列十大死因第一位，足見肝癌在台灣十分嚴重。肝癌初期不明顯，等到有病證出現時，像是上腹有硬塊，容易疲倦，眼睛臉色發黑發黃等，通常已是肝癌末期。所以，建議有肝病的人，每半年一定要做一次超音波掃瞄，定時追蹤，才能掌控肝的狀況。

中醫這麼看——
氣血瘀阻、痰溼、脾胃氣虛。

中醫認為，肝腫瘤主因為氣血瘀阻、痰溼、脾胃氣虛。若是在看診時，對著病患的上腹部腫脹地方按壓下去，反應是非常痛，摸起來有硬硬鼓鼓異物感，加上口乾口苦、大便乾燥、小便黃，就是屬於氣血瘀阻型。

痰溼型的表現則是四肢腫脹、口乾舌燥、失眠煩躁、食慾不佳、氣息短促，甚至精神不濟等，都是屬於痰溼，治療以化痰祛溼為主。

而脾胃氣虛症狀有：腹部似有東西頂住、人消瘦無力、疲倦煩躁、尿黃便黏，甚至出現皮膚黃黑的黃疸現象。

良性肝腫瘤在中醫看來，只要積極治療，還是可以康復，病患不必太過憂心，應保持心情愉快，避免憂愁，造成肝臟負擔。

至於中醫對肝癌的診治方法，通常會採用清熱解毒、活血化瘀、軟堅結散、扶正固本等方式並行。中醫當中有許多清熱解毒的藥材，具有抗癌作用，能抑止癌細胞的生長，並提高病人的免疫功能，除了借助外用藥物外，自身也能對抗癌細胞。

活血化瘀則可促進癌症的纖維組織軟化和吸收，但因肝癌病患會伴隨出血，所以須小心用藥，也會與益氣健脾的方劑一同使用。軟堅散結則是抑制腫瘤，不讓它再有長大擴張的機會。

再加上扶正固本，可提高人體免疫力，增強吸收消化能力，及排毒解毒功能，這種做法強調讓病人自身的體質強固起來，才能進行固本修復的任務。

中醫調理方式

- 營養均衡飲食。
- 少吃寒涼、燥熱辛辣食物，避免刺激肝臟。

- **作息：**作息正常，早睡早起，適當運動，可增加血氣流通。
- **用藥：**牛樟芝、人參鱉甲丸等。
- **茶飲：消腫養肝茶**

功效：活血祛瘀，散結消腫。

材料：夏枯草、黨參、枸杞、石斛、七葉膽葉各10克。

作法：將所有材料加入約1公升的水中，加熱煮開後，當水喝。

第四章

每日護肝生活提案

《黃帝內經》提到：「東方青色，入通於肝」。
東方代表萬物的開始，象徵植物的生機生長。
綠色被視為草木剛萌芽的顏色，
因此，在飲食中應該多吃新鮮的青綠色蔬菜。

中醫也認為，「五色入五臟」，
青色入肝，紅色入心，白色入肺，黃色入脾，黑色入腎。
意思是說，食物顏色與功效，對上五臟，有不同的效果，
青色入肝，就是說，多吃些綠色食物，可以達到養肝功效。

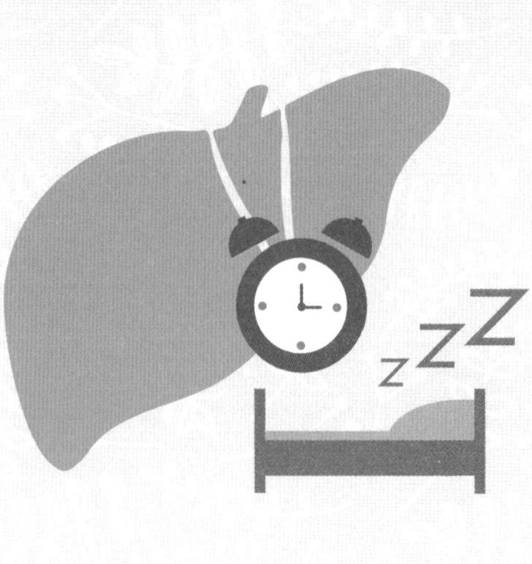

戒除壞習慣

抽菸、酗酒

小酌有益身體，但若是過量，就成了酒精毒害肝臟，如果既喝酒又抽菸，身旁的人也來一根，那麼肝排毒的工作量，就得增加成三倍。因為肝臟要排酒精毒、香菸的毒、二手菸的毒，要知道，為了完成三倍的工作量，肝可要花上三天三夜的時間才能修補回來，試問，抽菸喝酒的人，你可有給肝這麼充足的休息時間嗎？

熬夜

中醫經絡講究十二時辰養生法，晚上十一點到凌晨三點，肝膽經值班，分解人體的毒素與新陳代謝。肝臟的排毒，需要肝血的參與和幫助，但是，人只有在閉目養神、臥躺睡覺時，血才能回到肝去，因此，在這段時間裡就該熟睡，讓肝得到最佳的修養。

熬夜是養生之一大忌，尤其在肝經運行時間，不睡不休息，甚至還繼續使用眼睛看電腦電視等，可說是耗盡肝的血氣，時間一久，肝臟就會反撲。

情緒暴怒

俗話說「怒大傷肝」，也常聽人說，氣到吐血。簡單來說，生氣、憤怒的情緒，首當其衝的就是肝。中醫認為，火氣大的人，就是肝火太旺，肝火一旺，就會從眼睛發出來，所以，常常可以發現，熬夜或是長期睡眠不足的人有一項很明顯的徵兆，那就是眼睛紅絲多，一雙眼睛跟兔子一樣紅。

肝火太旺除了眼睛乾澀、口乾口苦，也會伴隨口臭，情緒煩躁沒有耐心，胸口有一把怒火一直想往外燒，所以，肝火旺的人，更容易動怒。在暴怒下，大腦神經高度緊張，肝氣橫逆往上衝，胸部會感到氣悶，就是所謂的氣憤填膺。

肝火太旺不斷刺激肝臟，肝細胞遭到損害，還來不及恢復，火氣又來，毒素尚未清理，新的毒素又來，肝臟根本來不及應付，所以，經常生氣的人，五臟一定不佳，甚至氣出心臟病，或是腦中風。

經常生氣的人，可以多吃蛋、奶、雞、鴨、魚等富含蛋白質的食物，或是新鮮水果、現榨果汁、優酪乳等，對肝臟都能達到養護作用。

嗜吃甜食、醃製品、泡麵

肝臟負責幫人體把關，不好的東西、含毒素的食物，都會被它擋下來。現在食品加工隨處可見，像泡麵、蛋糕、火腿、香腸、醃製品等，添加許多化學物質在裡頭，把不好的再製品吃進肚子裡，不但對人體沒有幫助，反而還要麻煩肝去排毒。

以泡麵來看，為了能夠長期保存，以及增加美味，除了麵本身是油炸品之外，調理包還加入大量的調味劑及防腐劑，常吃會影響味覺，也會連累肝臟，加重排毒工作。

香腸、罐頭製品等，為了保存及口味，除了會添加防腐劑，也會加入食用色素等，這些都不是天然成分，而是透過化學原料去合成，這些東西一吃下肚，最忙的就是肝臟，必須忙著清掃這些加工食品的毒害。

而鹹魚、臘肉、酸菜等醃製品，除了高鹽加重腎臟負擔外，醃製時使用的亞硝酸鹽、硝酸鹽等化學品，很容易在烹調或是食用時，合成化學致癌物，可能引發肝癌。

至於甜食蛋糕，在製作過程中，含有大量的白糖或糖漿做的甜味劑，多食也會造成肝臟負擔。

常吃燒烤、麻辣

研究顯示，肉類在高溫下，直接進行燒烤，被分解的脂肪滴在炭火上，再與肉裡的蛋白質結合，會產生一種名叫「苯並芘」的致癌物質。烤肉的煙裡頭也含有這種物質，當你在燒烤大吃大喝的時候，肝正在忙著為你對抗「苯並芘」，以免傷害身體。

另外，中醫指出，辛多傷肝，辣的食物吃太多，會引起肺氣盛，克肝臟，加上肝主筋、主藏血，辣多了，筋的彈性也變差了，血也藏不了，自然就會血氣不足，感到頭暈目眩。

亂吃成藥、經常染髮、擦指甲油

只要是藥或化學物品就有毒，這句話要記住，尤其我們國人很愛吃成藥，一點小毛病，就去藥房買藥吃。或者聽見有什麼偏方補身，也會跟風去買來吃，這也是造成台灣洗腎人口多的原因之一。

其實，對肝而言，只要是毒素進入身體，肝一定要把它分解代謝掉，不要以為補藥不是藥就可以多吃、亂補。

另外，染髮劑、指甲油等化學物品，對人體也是毒害，雖然染髮劑是透過頭皮、頭髮，指甲油則是擦在指甲上，但還是很可能在過程中，碰到皮膚而被吸收，如果染髮擦指甲油太過頻繁，也會造成肝臟負荷。

大吃大喝，引發肥胖

肥胖的主因，無非是大吃大喝、缺乏運動、常吃宵夜等習慣造成，這些習慣長期積累下來，導致肥胖，最容易引起肝臟方面的問題。正因為體內脂肪過多，肝臟得不停工作去分解代謝，過多的脂肪甚至還會儲存在肝臟，造成脂肪肝，所以，對於自我身材的要求，不見得是愛美，而是以健康為前提，肥胖絕不是一個好事。

愛喝冰冷飲料，不喝水

很多人愛喝飲料，街上手搖飲料店林立，常常一杯接著一杯喝，或是汽水大口大口的灌，喝的時候享受那種冰涼的暢快感，卻不知喝下的除了糖分外，對身體來說一點好處都沒有。

這些飲料的高糖分，除了容易導致肥胖，還會威脅到肝臟的健康，喝太多可能會讓脂肪肝找上門。最健康的飲料就是水，可以幫助促進身體新陳代謝、加強血液循環，還能協助肝臟把毒或是酒精代謝出體外。光是喝水就能預防脂肪肝，是最便宜實惠的養生法。

動出好心肝

散步

最好的運動是走路，這句話十分正確。對年紀較長者或是肝病患者來說，有時過度的運動量反而是傷害，而以走路來說，不會造成腳的負荷，又能刺激、抑制、調節大腦皮質，達到放鬆心情，鎮定情緒，舒緩疲勞的效果。此外，散步還能夠訓練腿部肌肉，刺激大腿內側的肝經，達到保健之效。

次數：最好天天都散步。

注意：飯後休息三十分鐘再散步，效果最佳。步伐要輕鬆，勿催趕，量力而為。

慢跑

慢跑是最容易做的有氧運動，只要穿上球鞋，換上運動服或居家服等，就能出發去運動，沒有什麼體能或配備上的要求。慢跑可以鍛鍊心臟，對心血管有益，還能提升肺活量，加強體力和大腿的肌耐力。中醫認為，大腿要有力，人就不會老；也有人說腳是人的第二顆心臟，因為腳離心臟最遠，如果不夠有力，血液不易順暢地流回心臟。透過慢跑，有助大腿的肌肉訓練，在訓練大腿之餘，也刺激到了肝經。慢跑對於保養肝臟，甚至是其他的臟腑，有著全面性保健之效。

次數：每週至少三次，每次約三十分鐘，視個人體力進行調整。

注意事項：飯前半小時、飯後一小時、睡前一小時，都不宜慢跑。

游泳

游泳是一項全身性的有氧運動，因為水壓壓迫胸腔，讓呼吸的強度超過正常呼吸的一倍，有效增進肺活量以及血液循環，肝臟可得到足夠的氣血，以及加倍的氧氣，肝強健了，身體的免疫功能自然也跟著增進。

次數：每週二次以上，每次約四十分鐘，視個人體力調整。

注意事項：有氧運動對肝病患者雖然有幫助，但初期強度不能太大，必須視體力循序漸進，避免疲勞，反而加重肝臟負荷。

太極拳

打太極拳能改善肝功能，在練習過程中，規律性的呼吸能帶給肝臟規律性的按摩作用，能消除肝臟瘀血，解鬱消結。再加上太極拳的動作緩慢，讓全身肌肉放鬆且靈活，連帶讓全身肌肉關節都能徹底活動，促進人體新陳代謝，甚至調養心神、淨化心靈，這些都對養肝相當有幫助。

次數：每週至少三次以上。
注意事項：動作講究順暢，以自身體力、耐力為主。

保肝瑜伽操

瑜伽屬於有氧運動的一種，藉由伸展動作，刺激身體多處的經脈，促進新陳代謝，讓毒素排出，同時還能促使心臟氧氣與廢氣交換，促進血液循環，讓肝臟的血氣運行順暢。

利用隨時可做的瑜伽伸展姿勢，包括前彎、側彎、腳伸直等伸展動作，刺激內臟經絡，尤其是肝經及膽經，達到強化肝臟功能，

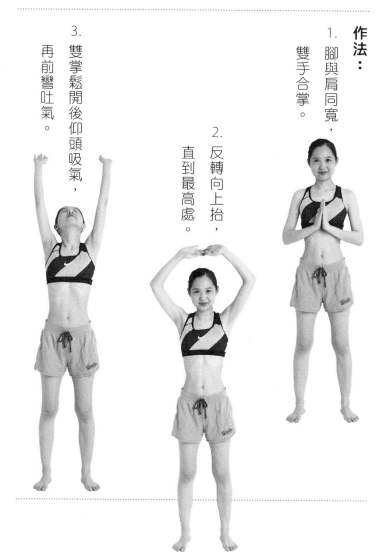

作法：

1. 腳與肩同寬，雙手合掌。

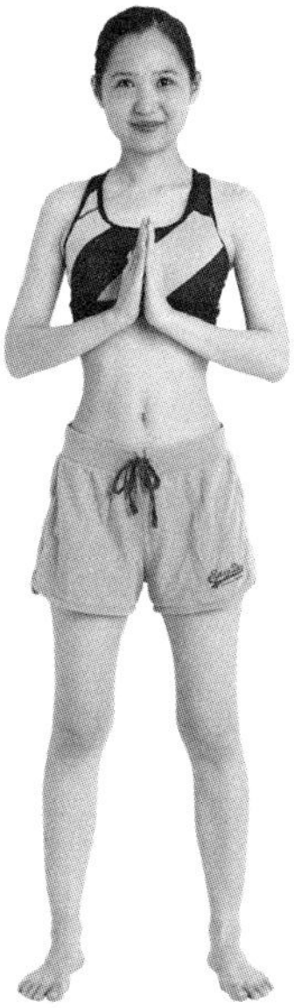

2. 反轉向上抬，直到最高處。

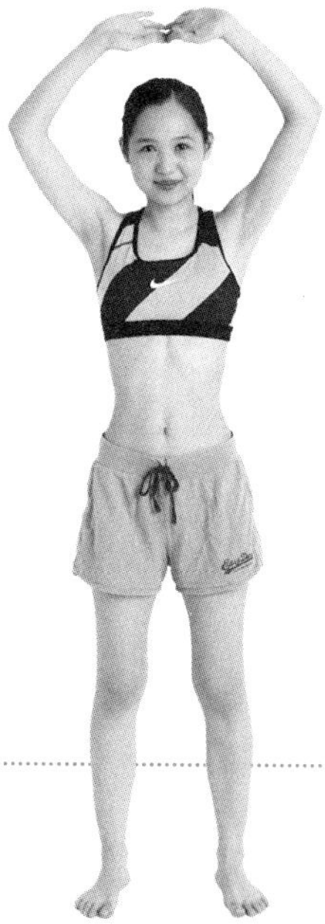

3. 雙掌鬆開後仰頭吸氣，再前彎吐氣。

4. 雙手再度合掌向上至頂後。

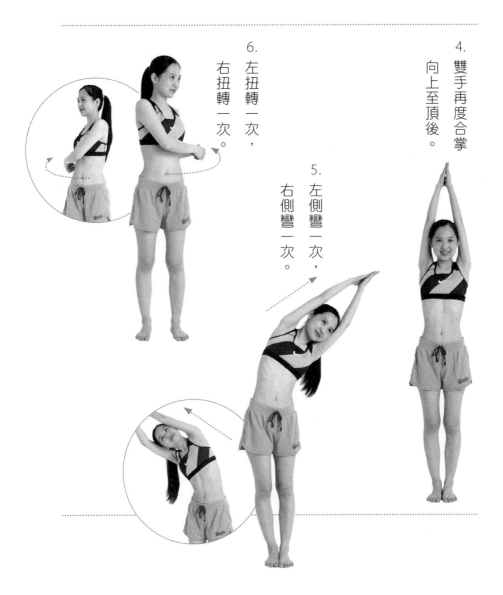

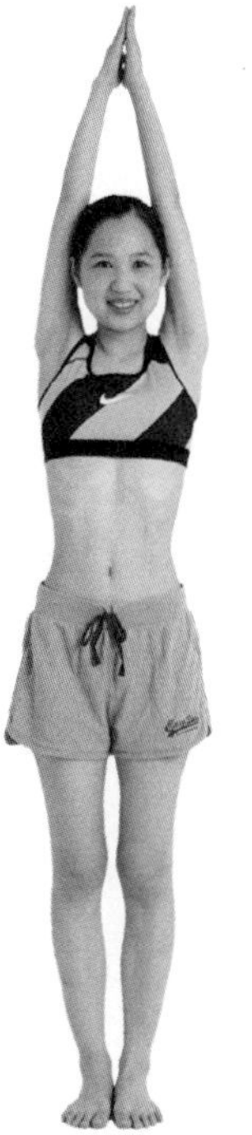

5. 左側彎一次，右側彎一次。

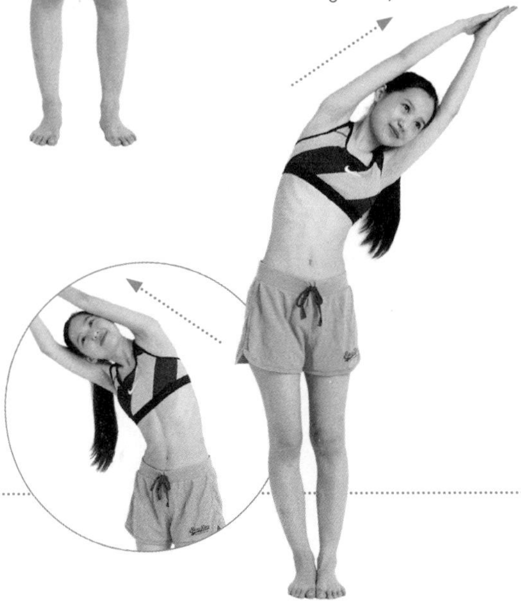

6. 左扭轉一次，右扭轉一次。

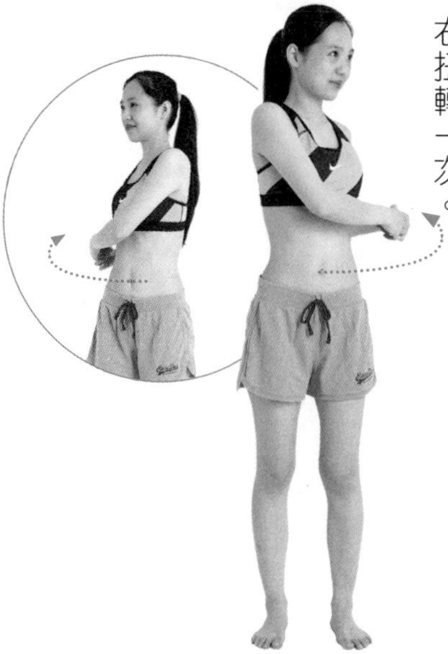

7. 雙手回到胸前合掌。

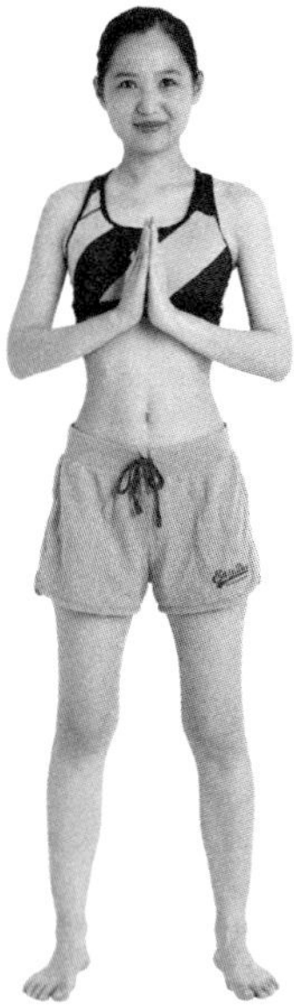

次數：每週三次以上，每次約三十分鐘。

注意事項：動作進行中一邊調整呼吸，不要憋氣，手往上抬時吸氣，往下時吐氣。瑜伽的伸展動作視自身的柔軟度量力而為，只要感覺有拉到筋時即可，若過度勉強容易拉傷。

吃出好心肝

中醫講究食補，吃對食物，可以養肝保健，助益青春，相反的，吃錯食物，損肝傷身。其實養肝食方很簡單，只要在平時飲食當中加入一些補肝養肝的食材，就能養肝。

《黃帝內經》提到：「東方青色，入通於肝」。東方代表萬物的開始，象徵植物的生機生長。綠色被視為草木剛萌芽的顏色，所以，在飲食中應該多吃新鮮的青綠色疏菜。

如常熬夜、嘴巴易有異味、口乾等肝火旺的情形，可多喝蔬果汁或將蔬菜煮成湯，可降肝火，幫助體內除燥熱。

綠色蔬菜的葉綠素多，對肝臟助益極大，若是平時較為疲累，或是脾氣火氣較大的人，可以多吃綠色青菜，以補肝的氣血，舒緩肝火。

對肝有益的蔬菜如：芥蘭、芹菜、苦瓜、菠菜、A菜。

綠豆水

小時候因為熬夜看書，弄得火氣很大，臉上冒痘子，又有口臭，有時嘴巴也會破，這時候阿嬤就會為我泡上一壺綠豆水，讓我解毒消火，有時候皮膚過敏起紅疹時，也可以用綠豆水排毒，消解過敏情況。效果佳，又能補肝，大家可以試試看。

材料：綠豆1小把，水500毫升。

作法：

1. 將綠豆洗淨，加水煮滾後關火。
2. 加蓋燜至少半小時，待水冷卻即可飲用。

功效：排毒去火，清肝明目。

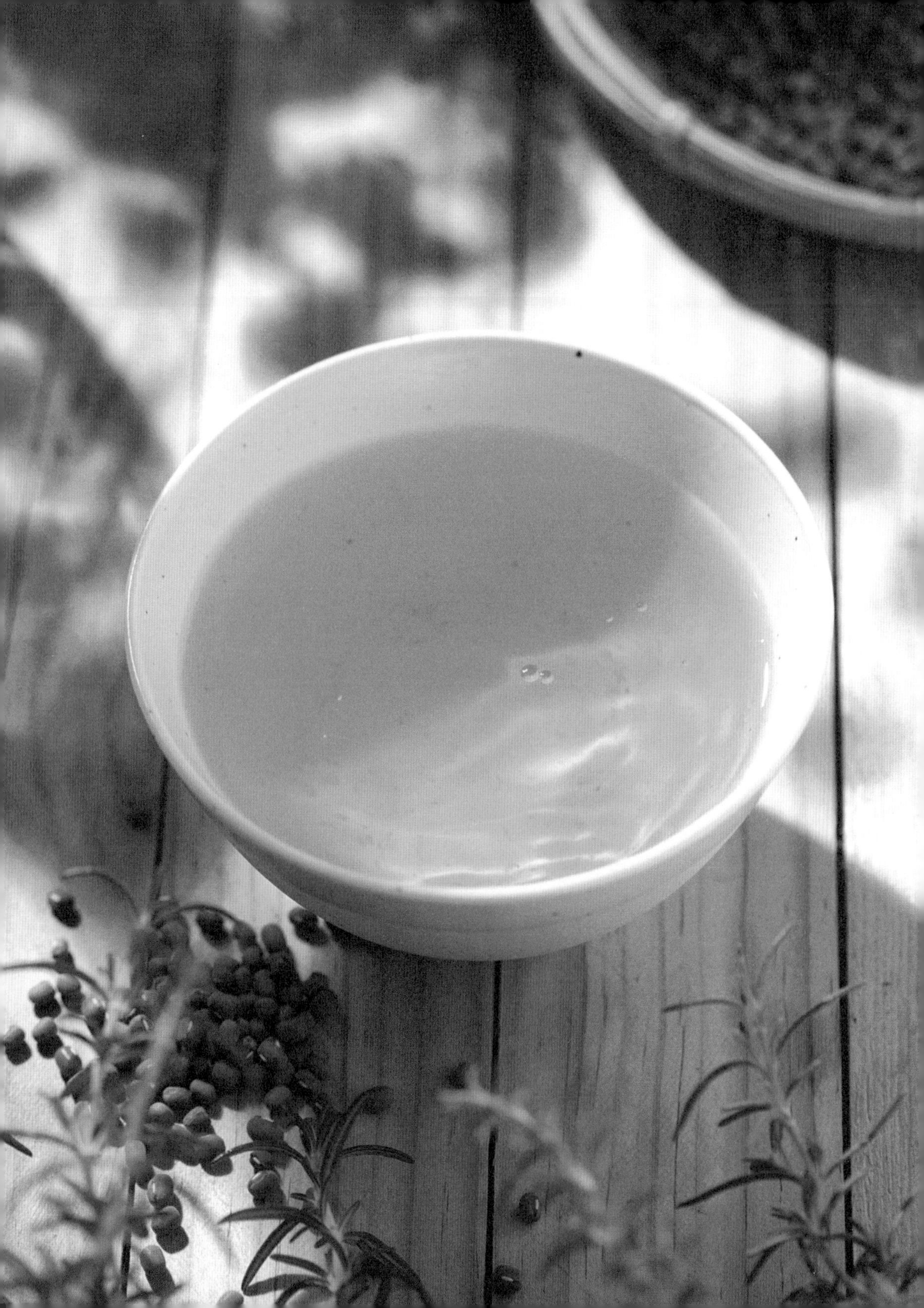

枸杞山藥鱈魚飯

食材：鱈魚200克、薑絲10克、蔥段少許、胚芽米70克、醬油1小匙、香油1小匙。

中藥材：茯苓3錢、枸杞5錢、紅棗5顆、扁豆2錢、山藥5錢、芡實3錢、菟絲子3錢、杜仲3錢、小茴香2錢。

作法：

1. 胚芽米淘洗乾淨，浸泡兩小時，瀝乾水分，鋪平在盤底。
2. 中藥材洗淨後，鋪在胚芽米上，再放上鱈魚、薑絲、蔥段，置電鍋蒸熟後，淋上醬油、香油即可。

功效：

1. 養肝明目，益氣醒脾養陰。
2. 枸杞有寶樹、藥樹之稱，據「神農本草經」指出，枸杞久服輕身不老，耐寒暑，具有養肝明目，補腎益精，潤肺止咳，提高免疫力之效果。

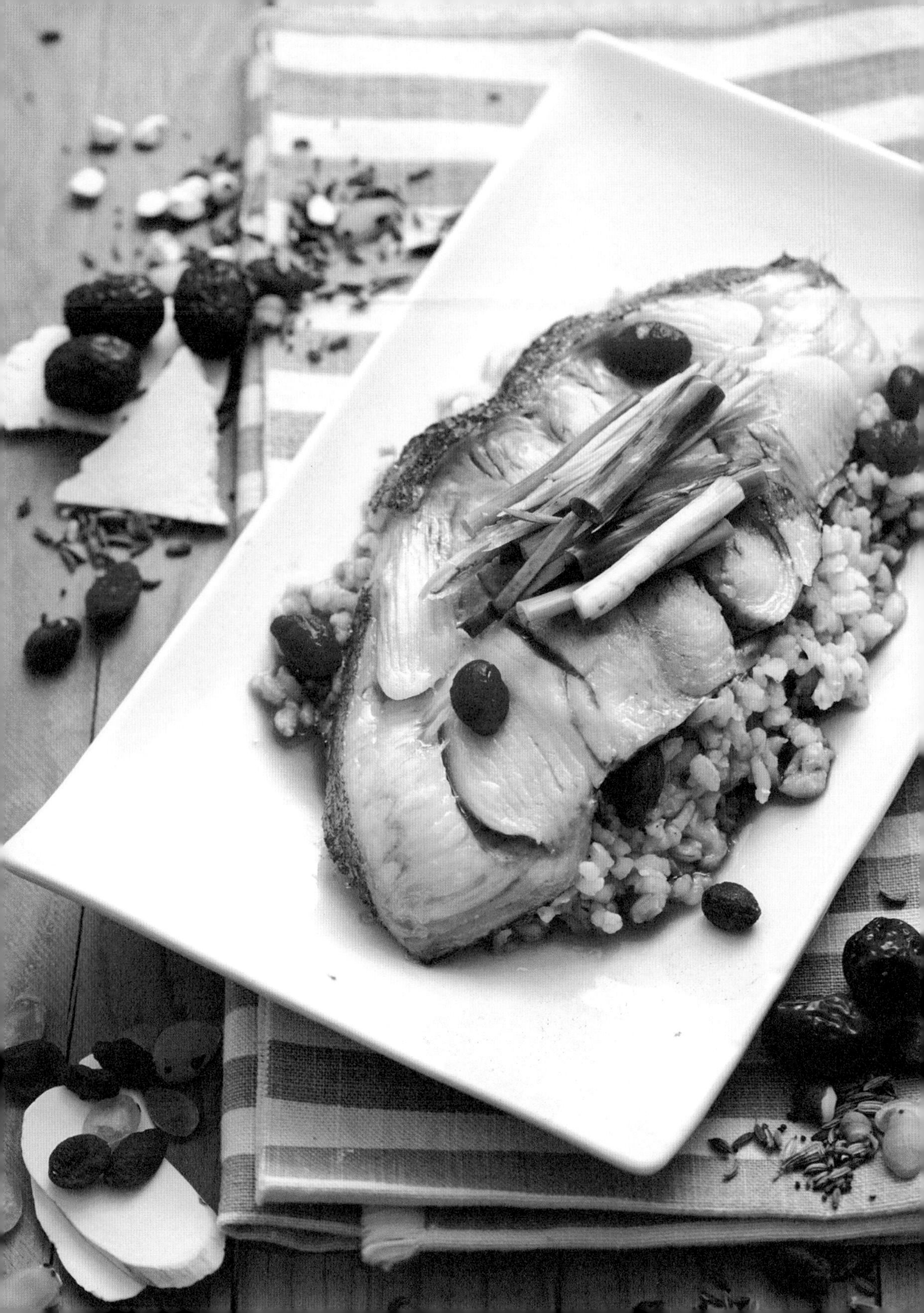

養肝銀耳湯

材料：東洋蔘3錢、麥門冬2錢、黃精2錢、黃耆2錢、枸杞3錢、紅棗6顆、白木耳10克、冰糖少許。

做法：

1. 白木耳洗淨泡發，備用。
2. 中藥材沖洗乾淨後，加5碗水用大火煮滾。
3. 放入泡發的白木耳，轉小火煮10分鐘，最後加入冰糖調味即可。

功效：疏肝解鬱、補氣養肝。

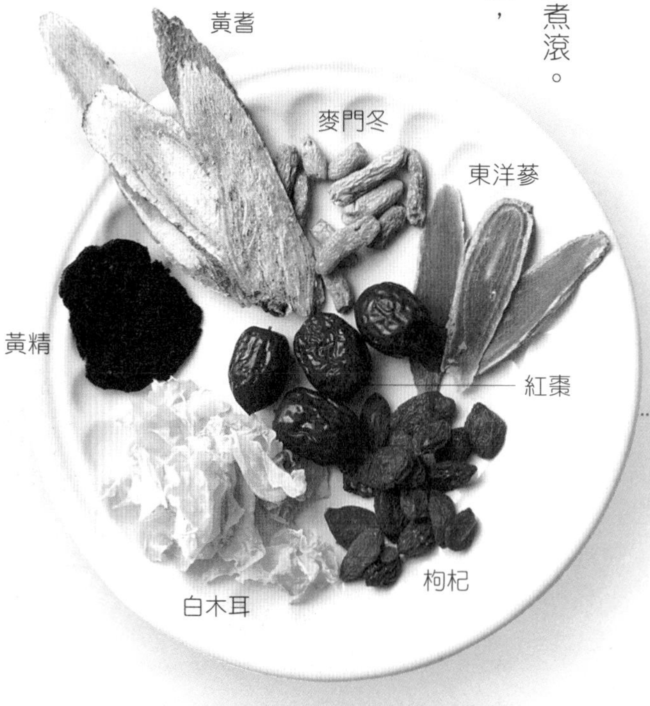

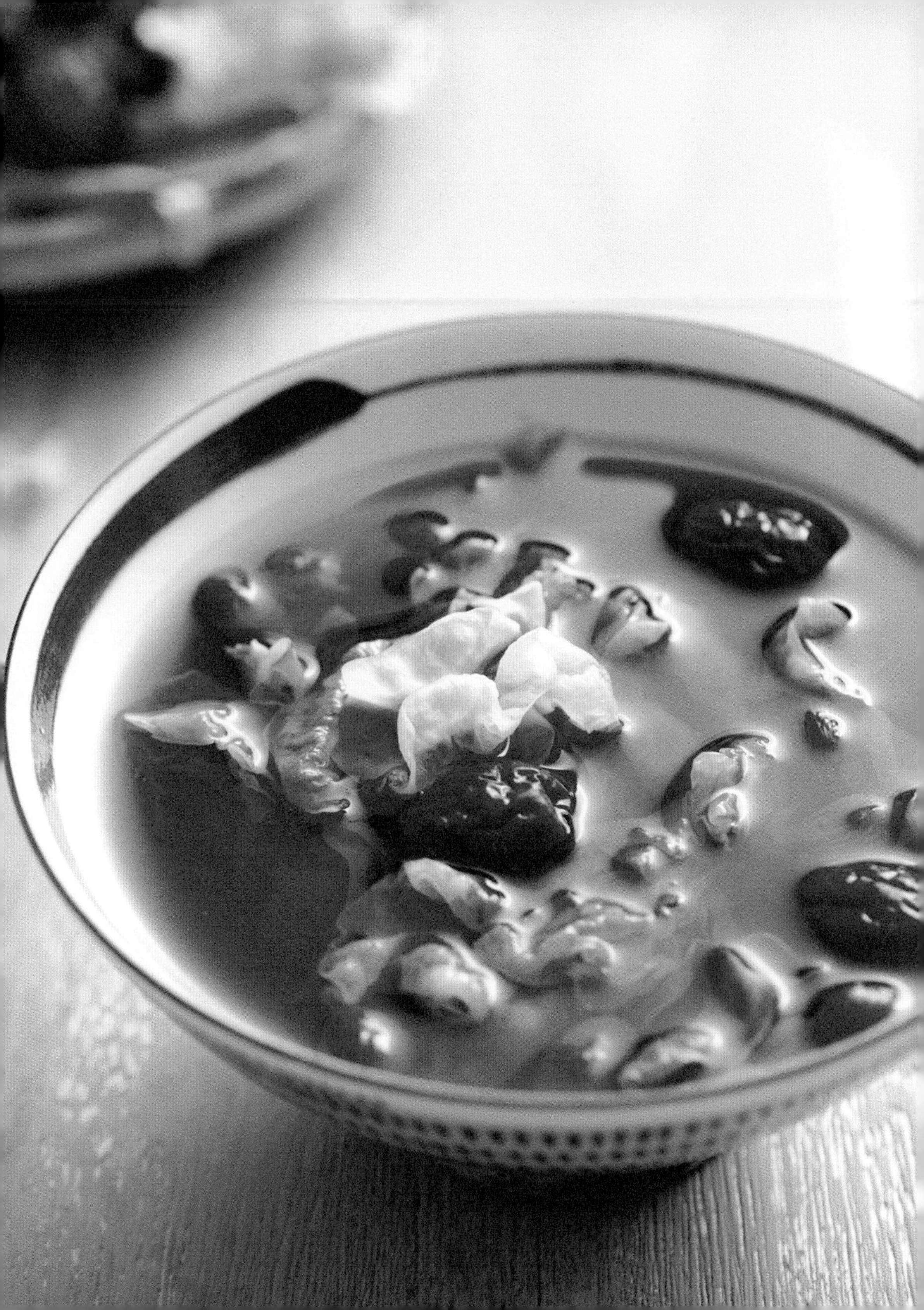

菊花枸杞養肝茶

材料：乾菊花1.5錢，枸杞3錢。

作法：材料放進杯中後，沖入熱水即可，可視個人口味調整茶飲濃度。

功效：菊花具有疏風清熱，明目效果，惟體質虛寒及腹瀉者不可飲用，或加入淮山、茯苓。枸杞具養肝明目，補腎益精的功效，能潤肺止咳，提高免疫力。

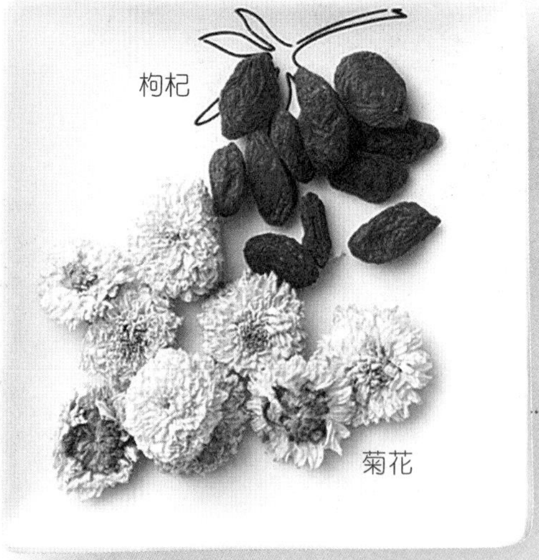

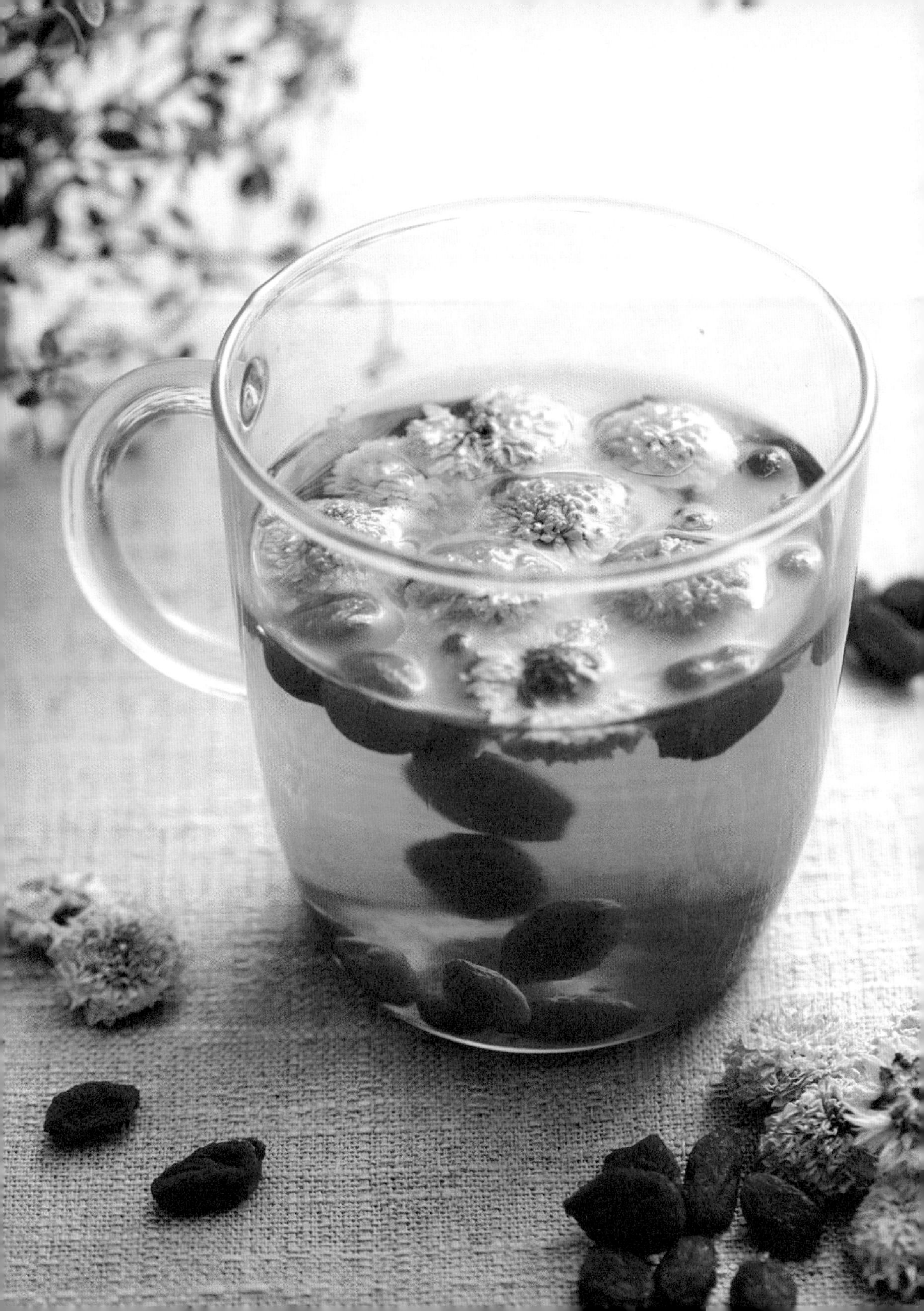

玫瑰橘絡茶

材料：玫瑰花1.5錢、橘絡1.5錢，紅茶5克

作法：將所有材料一起放入杯中，倒入滾水泡開，即可飲用。

功效：

1. 玫瑰花可觀賞，還能入藥，尤其對疏肝解鬱效果極佳，平時可以泡成茶飲，也能做成糕點。但孕婦與生理期時不可飲用。
2. 橘絡：橘子剝皮後，表皮上的白色經絡絲，也可於中藥行購得乾燥後的橘絡，顏色為深褐色。橘絡能理氣化痰、活血，也有預防中風之效，適合高血壓患者飲用。

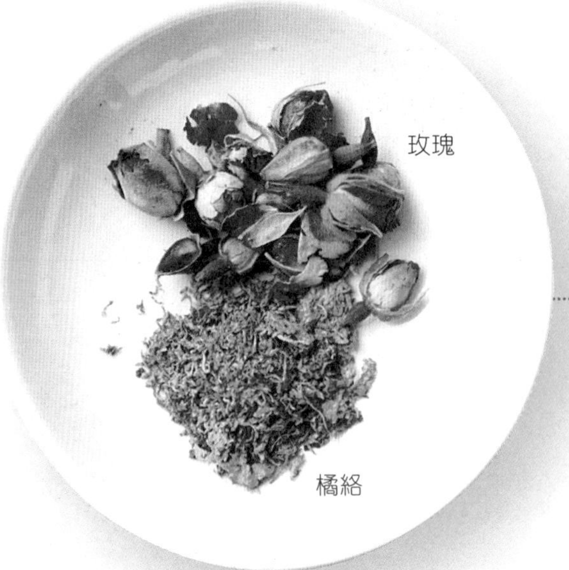

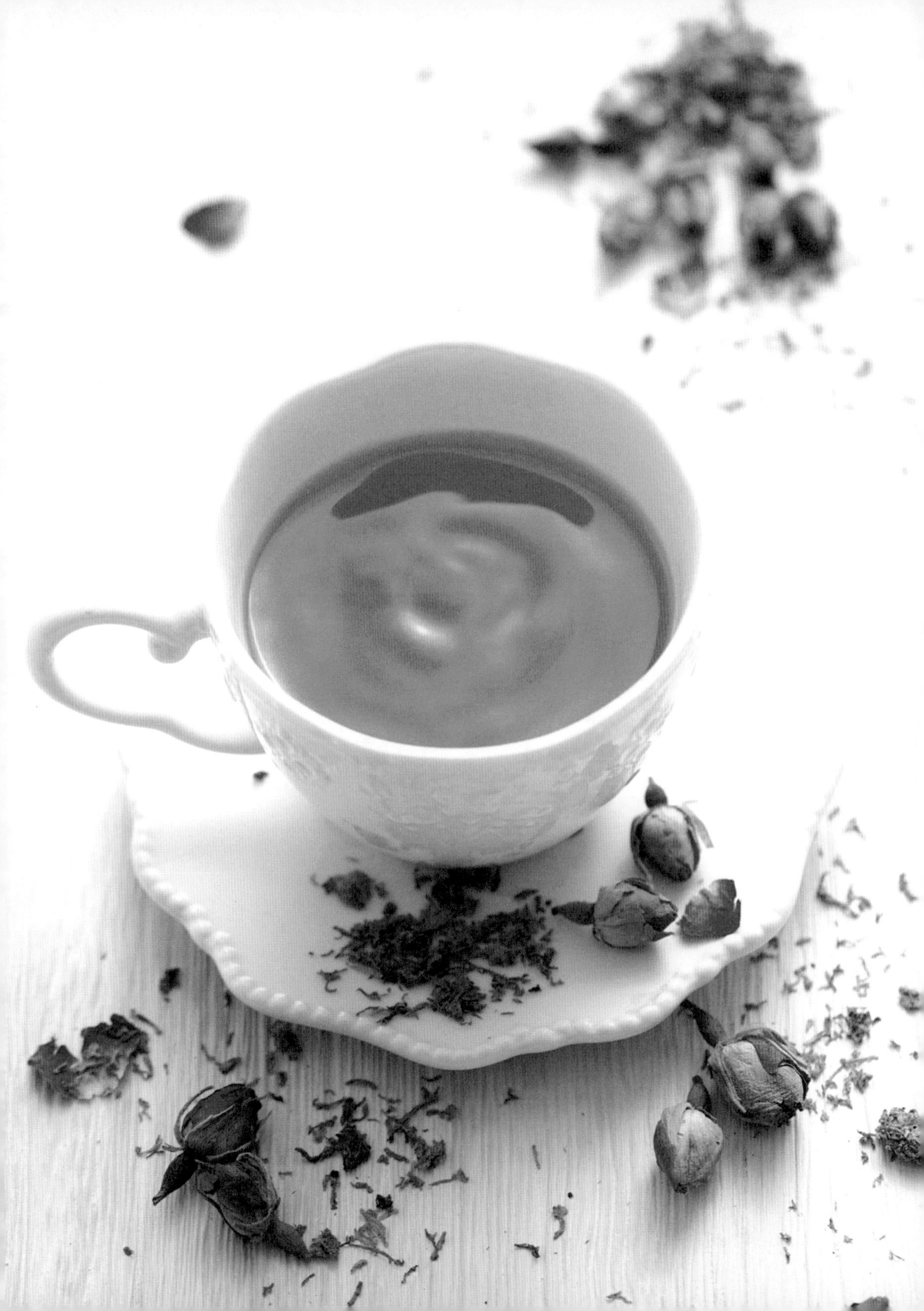

好習慣養成好心肝

早餐吃得好，開心一整天

早餐是一天當中最重要的一餐，可啟動身體運作機能，所以，要吃得均衡、有營養，尤其對於想要減肥的人來說，早餐可以啟動身體的新陳代謝，加速體內脂肪的燃燒，讓肝臟的消化功能能夠全力發揮，代謝出最佳的營養素，供給身體所有器官，自己也能獲得能量，肝感覺開心又有成就感時，主人自然就能擁有開心的感受。

讓肝睡滿八小時，青春不會老

肝臟的功能很強大，包括消化、排毒、代謝營養素等，白天工作時間很長，幾乎一睜開眼後，肝就在幫我們做事，算一算一天二十四小時，它也想要有休息時間，最佳的休復時間就是在晚上十一點到三點，依中醫經絡的運行，此時是肝經運行時間。若能閉眼休息，而且睡足八個小時，肝得到足夠的休養，它就有滿滿的力量可以工作，養分送的勤快，毒素排得也快，身體自然沒有廢物屯積，新陳代謝順暢，人不會胖，還會愈來愈青春美麗。

伸懶腰護肝

上班族經常在座位上，一坐就是幾個小時，《黃帝內經》講到，久坐傷肉，加上長時間盯著電腦工作，時間一久，腰彎了、背也駝了，整個人縮在椅子上，久了不僅是腰痠背痛，胸口也容易因長期縮緊，而感到悶痛。

其實，這種胸口悶痛，可把肝也給悶住了，肝的氣血無法傳輸出去，全積累在肝裡，一把無名肝火，直想冒出來，這也是為何上班族愈待辦公室心情愈差，全都悶住了。

這時候只要站起來，伸伸懶腰，雙臂用力往後打開，頭向後仰，配合呼吸，深深吸吐之後，整個人備感通暢。這時候，不但肝的鬱結散了，肝臟的血流，也能順利送達各個經絡器官。

保持愉快心情

所謂「百病生於氣」，說的就是生氣會導致多種疾病。而個性內向、壓抑的人，也比較容易生氣與煩悶，只是生氣傷肝，生悶氣對肝的傷害更大，因為把氣悶在肝裡。

像女性如果患有乳腺方面的疾病，按中醫看法，就是因為愛生悶氣，或是有事總放在心上，悶悶不樂，傷了肝臟，而乳房又是肝經必經之路，肝氣鬱結不化，難以暢通，經常塞在胸部，乳房就會脹痛。時間一久，有可能會出現乳房腫瘤之類的病證。

因此，為了肝臟的健康，應該要少生悶氣，如果無法排解悶氣，建議找朋友傾訴，把心中的悶氣宣洩出來，就不會阻塞肝經。也可以做一些自己喜歡的事情，或是去運動流汗，唱歌跳舞等來發洩情緒，都比獨自生悶氣來得好。

飯後閉目養神

閉目養神是種簡單又有效的調養精神、養肝補肝的方法。中醫經典提到：「開竅於目，藏精於肝。」又指出：「肝氣通於目，肝和則矣。」說明肝臟的精氣，通於目竅眼睛。

經典也提到，「肝受血而能視」，就是指視力和肝血的調節有關，如肝血不足，目失所養，就會出現兩眼乾澀，視力減退或夜盲；肝火上炎，常見目赤多淚。以中醫的角度來說，不少眼病都被認為和肝有關，而從治肝入手。

上班族或學生都應該在午後閉目養神，這時候能提供更多的血給肝臟，給予肝細胞充足的氧及營養成分。

練眼功

利用按摩的方式，讓眼睛及周圍的血液流通順場，眼睛要亮要明，肝的氣血要足夠，若是眼睛氣血就不足，會影響到視力，練眼功要經常進行，眼睛才會看得更遠更清楚。

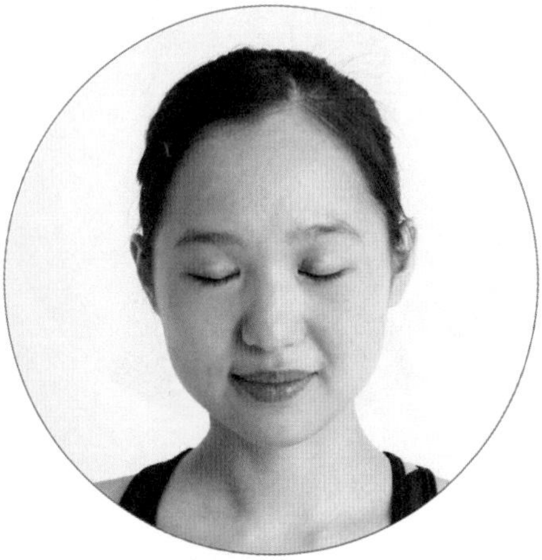

1. 把眼睛輕輕閉上。

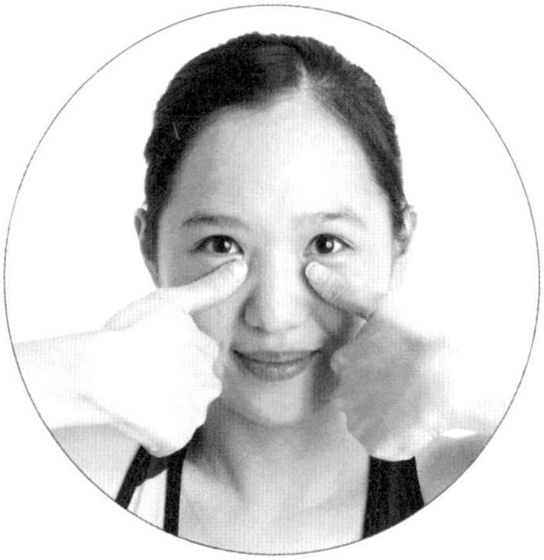

2. 用雙手的大姆指，
在左右眼內角按壓。

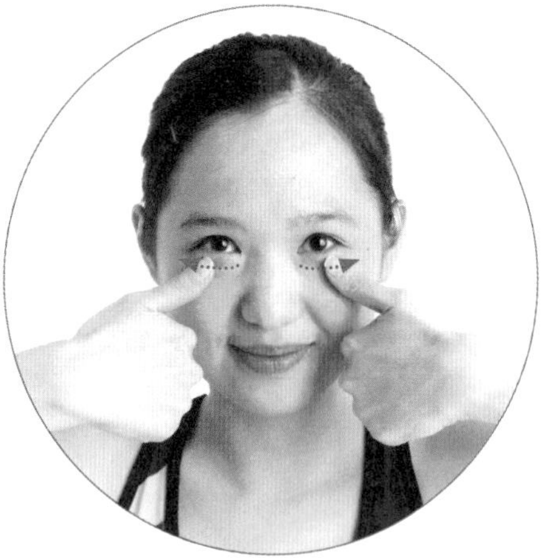

3. 由內向外按壓 36 次。

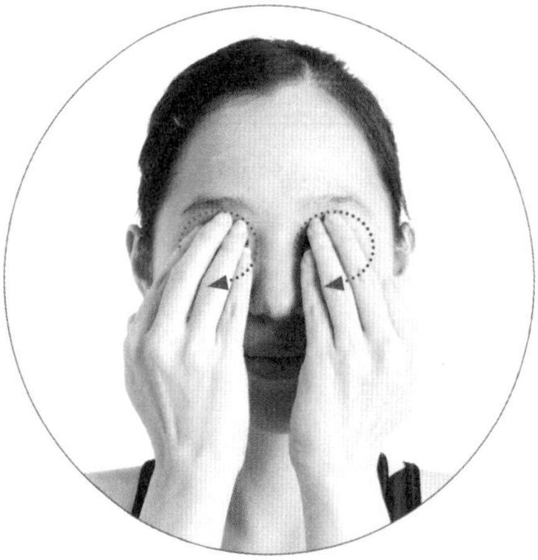

4. 雙手四指並攏後，以指腹在眼眶上，
順時針畫圓按摩 36 次。

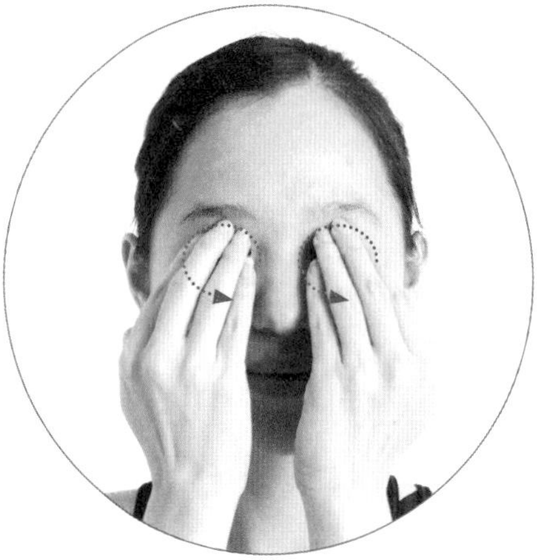

5. 再逆時針畫圓按摩 36 次。
最後搓熱雙手，摀在雙眼上。

流眼淚

曾有心理醫師說過，眼淚是舒緩精神負荷壓力的最佳良方，它可以排毒，護肝養肝，《黃帝內經》提到，「肝之液為淚」，眼淚可以迅速化解肝毒，尤其在悲痛委屈時，千萬不要憋著，及時將體內鬱結的肝氣釋放出來，才不會毒害肝臟。

眼淚可以排毒，是因為眼淚的形成，除了淚腺外，還有其他幾十種的體液參與其中，成分很複雜。強烈的情緒刺激，能讓毒素隨眼淚流出。

而在人體內，一個神經原與另一個神經原傳遞感覺時，得靠中樞神經傳導物質來完成，如果這種傳導物質多了，會引來神經衝動，要以一種相應的酶來分解。只是當傳導物質多，酶又不夠分解時，就得靠眼淚協助把它排出體外，以免人體被傳導物質侵害，所以，如果該哭想哭時，卻強忍住不哭，就等於是在毒害肝臟。

泡腳

坊間有句話，「熱水洗腳，勝吃補藥。」用熱水泡腳，具有調整增強臟腑功能，能夠增進體質強度。主要原因在於，腳是人體的第二顆心臟，人體共有十二條經脈，其中，有一半的經脈起於足部或止於足部，足部的穴道，能夠反應出人的身體狀態。中醫認為，足厥陰肝經起於足部，泡腳對肝經極有幫助，尤其溫水泡腳時，雙腳的血管會擴張，讓全身的血液循環加快，肝功能也會加強。

養肝泡腳方

材料：柴胡2錢、白芍2錢、山梔子2錢、茵陳2錢、桂枝2錢、玫瑰花2錢。

做法：將所有藥材裝入紗布袋，以4公升水煮滾約15分鐘左右。再把藥汁倒入泡腳盆或水桶，加入冷水降溫，或放至攝氏45度左右，即可浸泡。

功效：養肝氣血，溫經通絡，祛溼化瘀的功效。

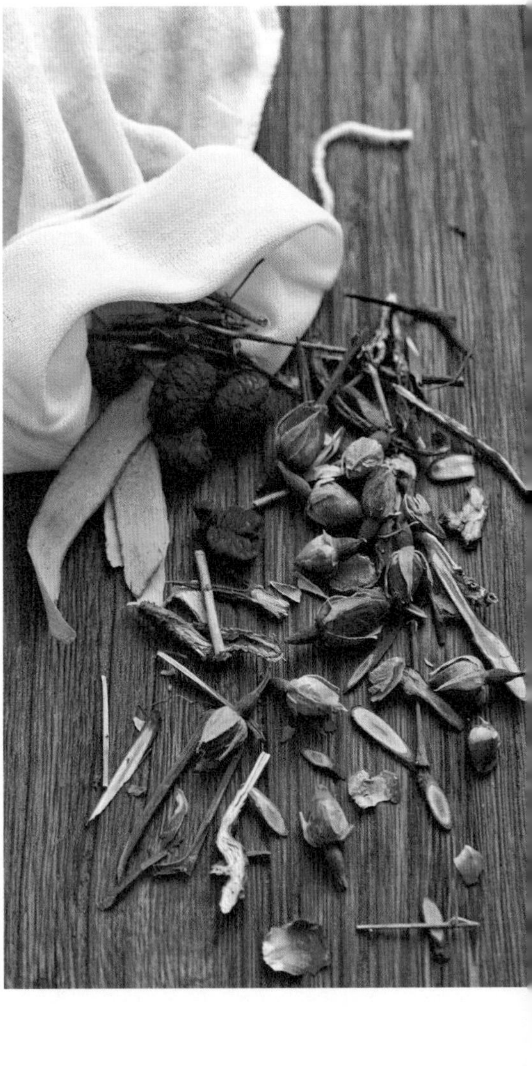

泡澡

肝病患者及肥胖者很適合泡澡，對於有極佳的改善健康的效果。當身體泡在約四十度的熱水中時，毛細孔會因熱氣打開，這時身體會冒汗，毒素隨著汗液一起排到體外，達到排毒功效。

熱水讓身體的血液循環加速，新陳代謝加快，也能幫助肝臟的排毒及代謝功能變好，肝臟中的脂肪，也跟著加快代謝。

泡澡和泡溫泉一樣，要採漸進式，不可一次泡太久，否則可能會因過熱受不了而暈倒。泡澡時大約五分鐘要起身，等待約五分鐘後，再重新下水泡澡，如此循環大約三次即可。泡完後，記得要喝溫水，加速排毒效果。

腹式呼吸法

腹式呼吸法能夠促進人體的九條經脈，包括肝經的運行，能夠平緩情緒，安撫心情。藉著吐納的呼吸方法，讓深層的廢氣排出，也讓含氧的氣進到深層細胞內，可以讓人徹底的放鬆心情，舒緩緊張與鬱悶的情緒。

坐著、盤坐或平躺都可以進行腹式呼吸法。吸氣、吐氣都以鼻子來進行，吸氣時，以緩慢且深長的吸氣方式，把氣推到下腹部去，此時腹部會突起，一直到肚子吸飽為止；之後再以鼻子慢慢吐氣，愈慢愈好，把腹部的空氣緩緩推出來，此時腹部會內縮，可以盡量的縮。

腹式呼吸法強調慢吸慢吐，藉以讓身心靈達到安穩安靜的程度。

按出好心肝

經絡連接全身的器官，中醫認為，身體機能出問題，是因經絡塞住了，氣血不通，才引起病症。因此，經常去揉壓肝經，以及保健肝臟的穴道，不但會緩解不適，還能避免惡化的肝病病症產生。

不當黃臉婆

行間穴

人的面子問題，和五臟六腑息息相關。所謂的「黃臉婆」，就中醫來看，就是氣血不足，脾胃虛弱，而這些都與肝有關聯。肝主藏血，肝血不足，流不到臉部去，肝血不足下，臉色不是黃就是發青，或發黑。

經常胸悶、心情不佳，心事重重或是壓力過大的人，除了臉色青黃外，還會在兩頰長出淡淡的咖啡色的斑，通常呈現片狀，讓臉色看起來暗淡無光。

由於肝經行經臉部，臉色不佳、出現斑點的狀況，都與肝經不通血氣不暢有關，因此可以經常按壓「行間穴」，促進肝經氣血流通，讓你永遠不做黃臉婆。

行間穴

作用：改善發黃的臉色，促進肝血順暢

位置：足背側，腳指頭第一和第二足趾之間的連接處。

按法：以大拇指指端按壓，感覺痠痛即可，每回三分鐘，可天天按壓，做為保健之穴道。

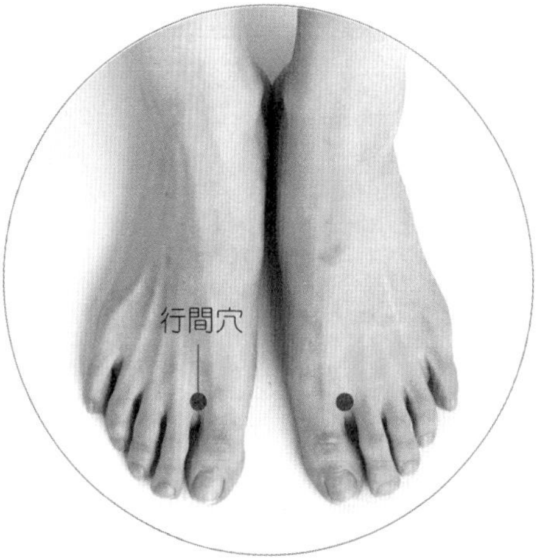

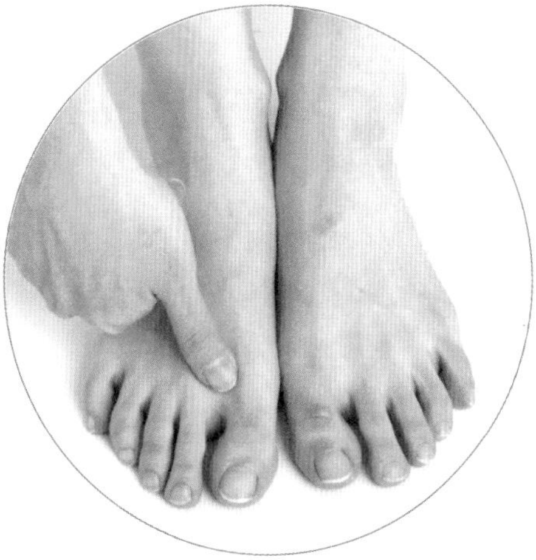

消肝火

太衝穴

太衝穴位在人體足厥肝經上，是重要穴道之一，也是肝經的原穴。當人想要發怒生氣時，心情不佳，鬱悶難消，肝火旺盛時，快按壓太衝穴，可以控制情緒，消解肝火。

按壓太衝穴時如果特別疼痛，表示自己長期處於鬱悶心情，影響到肝經運行，提醒自己要調整心情，或是改變作息方式。

太衝穴

作用：消除肝火，化解鬱悶之氣

位置：足背側，沿著腳指頭第一和第二足趾縫，向小腿方向移壓，大約3～4公分後，摸到第一凹糟處，即是太衝穴。

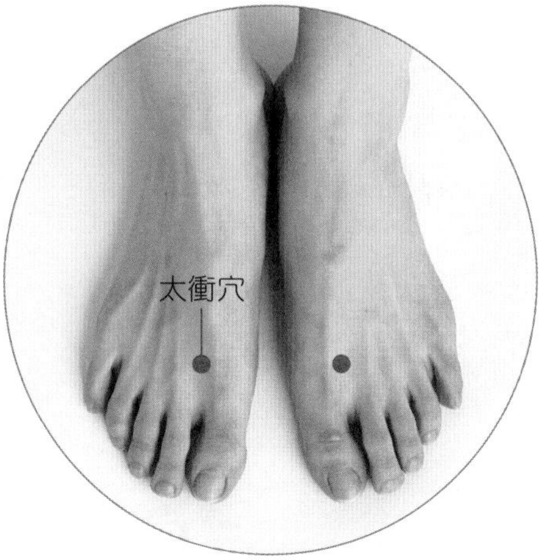

按法：以大拇指指端按壓，或由下往上推揉，感覺痠痛即可，每回三分鐘，可天天按壓，尤其是感到心情煩悶時，按壓可舒緩心情。

疏肝理氣

足三里

足三里穴是胃經的「合穴」，時常按壓，對肝臟有好處，因為脾胃是氣血生化之源，脾胃調理好，肝血才能夠充足，肝氣才順暢。經常按壓可消除疲勞，恢復活力，減緩肝臟排毒的壓力。

足三里

作用：強健身體，調理脾胃，補充肝臟氣血

位置：正坐後，膝蓋成九十度直角，以手掌按在同側的膝蓋上，虎口圍住膝蓋上緣，大拇指以外的四指朝下，食指按住膝蓋下的脛骨，中指指尖處即為足三里。

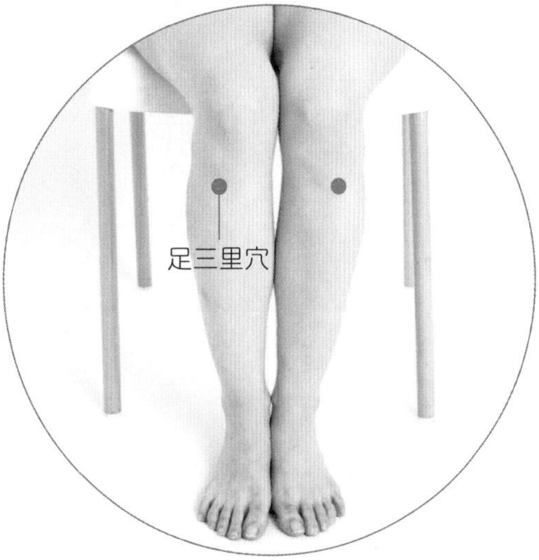

按法：以方便施力的手指按壓，並在周邊推揉，有痛感時就，就是正確穴位。經常按壓，可達保健之效。

養肝護肝

三陰交穴

三陰交穴，顧名思義，有三條陰經在此交會，即脾經、肝經、腎經。按壓此處有益氣血調節，健脾胃，還可活肝血、益腎精，成效極大。尤其是女性疏通氣血，排毒美容，改善子宮婦科問題等，都有著極大幫助。

三陰交穴

作用：調理肝、脾、胃三臟。

位置：在小腿內側，腳踝骨最高點突出處開始，往上約四指橫比寬。

按法：空閒時經常按壓，左右互相，可達保健之效。懷孕不按。

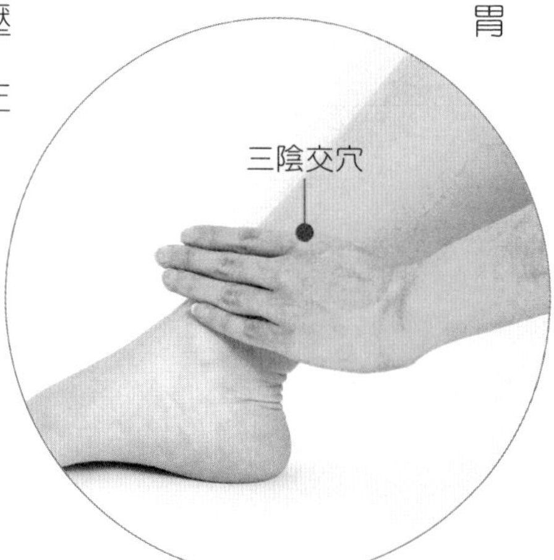

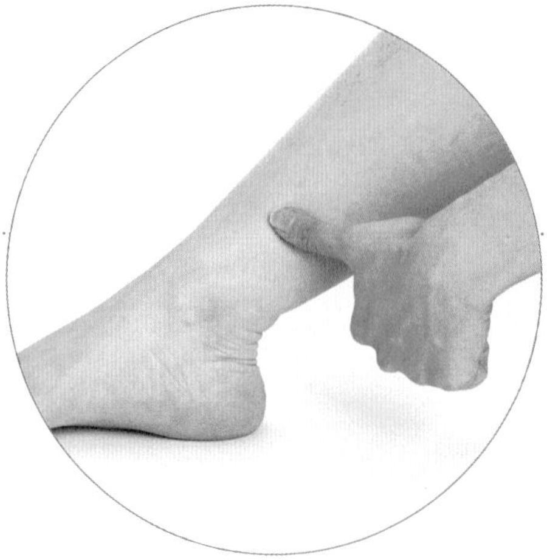

暢通肝經，讓肝氣血充足

敲打揉按肝經

肝經位在大腿內側，經常敲打揉壓，有助於肝血通暢，並保持肝經的彈性。尤其在每天睡覺前敲打，可讓肝經休養的更好。

作用：幫助肝血通暢，刺激肝經運行，不會老化。

位置：大腿內側。

按法：可以手掌拍打，或是握拳，沿著大腿內側捶打。

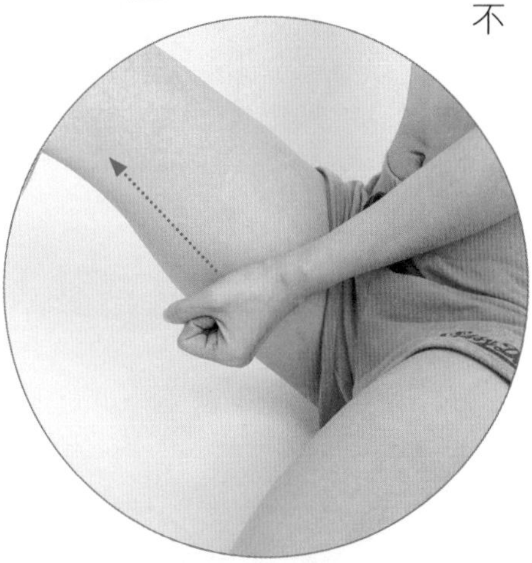

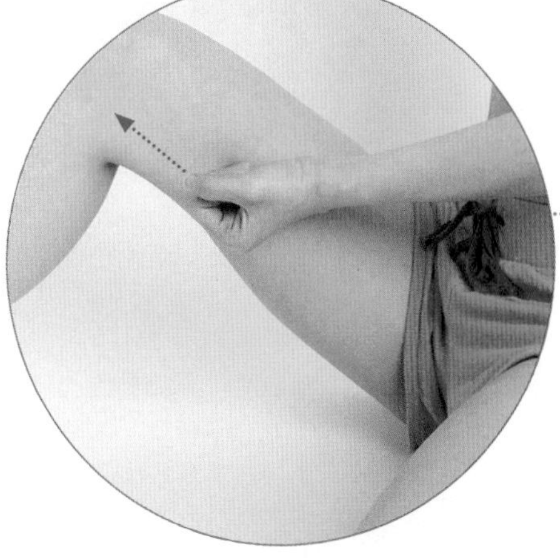

疏解鬱氣

按揉腹部

《黃帝內經》指出：「腹部按揉，養生一訣。」中醫認為，按摩腹部有益健康，還能長壽，因為腹部乃五臟六腑之宮城，陰陽氣血之發源。腹部有許多經絡，可以按摩疏通，調整陰陽，滋潤五臟。

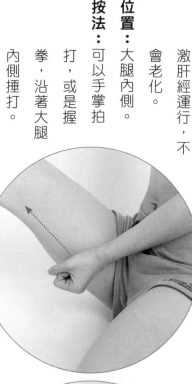

作用：調節脾胃，補充氣血之效。

位置：肚臍正中央之神闕穴。

按法：以肚臍為中心，掌心對準穴位後，沿著逆時針方向揉轉，約70圈左右，配合呼吸調節，排出廢氣，讓氧氣達更深的器官。

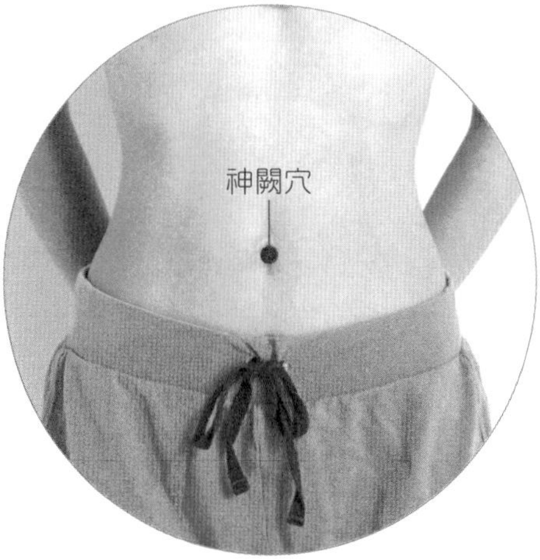

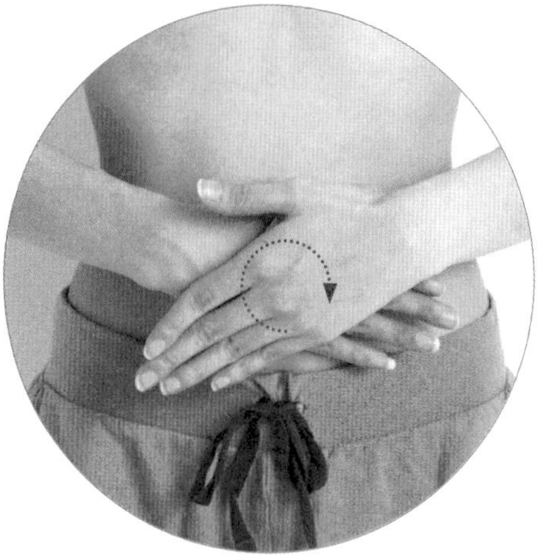

看出好心肝——看診實例與調補保養方

個案一

張天豪　年齡：37歲　職業：旅行社業務經理

身高：175公分　體重：72公斤

調理重點：溼熱型肝症

方式：戒酒、不熬夜、運動

我是旅行社的業務經理，負責規畫旅行團的國外行程及業務，主要的客戶以公司行號為主，因此免不了應酬喝酒。通常一個星期至少有三天喝酒、五天深夜吃宵夜，更是幾乎天天熬夜。如果能夠在凌晨一點前就寢，那還算早的，早上九點上班，因為得打卡，再累、宿醉也得爬起來上班。

年輕時過著這樣的日子，一點都不會感覺到累，只是不知道從何時開始，覺得酒量變差了，喝不了幾杯就醉了，隔天宿醉情況也很嚴重。

我的四肢都是瘦瘦的，獨獨就是肚子圓滾滾，我知道這就是啤酒肚，健康檢查報告裡說明我有輕微的脂肪肝，但又是喝酒又是吃宵夜的生活狀態，根本很難瘦，加上抽菸，又缺乏運動，其實，我很擔心肝臟出問題。

最近胸口右下方總覺得悶悶的，食慾不好，身體老覺得疲倦想睡，偏偏睡覺時又很難入眠，心情總覺得很煩躁，嘴巴也有苦味，排便也很不順暢。

聽吳明珠怎麼說：

張經理第一次來找我看診時，是快接近中午，還隱約聞得到酒氣，那時我心想，不會吧，一大早就喝酒嗎？問診後才知道是前一天喝酒，只是因為喝得很晚，也很多，所以，解酒速度也變慢了。

依中醫來看，這屬於「溼熱型」體質的肝，傷肝的八大惡行中，他就犯下三種，熬夜、喝酒、抽菸。酒在中醫來說屬辛溫燥熱，多喝會讓身體氣機不順，氣血就會阻塞，體內溼熱水氣無法排出，長期下來自然就養成溼熱型的體質。

以中醫來說，肝氣鬱結、肝血瘀阻、脾胃虛弱、甚至引起肝火等等，就是西醫所謂的脂肪肝。因為肝主疏泄功能，若想要修復肝臟功能，就得將體內溼氣排出，並讓氣血通順，肝氣才有得疏解。

像張經理這類病患，我會要求修正傷肝惡行，停止喝酒及熬夜、多吃蔬果、多運動，至少三個月以上，因為人體細胞的修復期，至少需要三個月，如此配合，加上中醫清熱去溼、清肝調氣及生活習慣修正的調理，才能還給肝臟一個乾淨、有活力的體質。

運動：快走

快走對於脂肪肝的人，幫助很大，因為能夠讓身體新陳代謝增強，血液通暢，也能訓練大腿的肌肉，強健腿力。

最佳方式：每天固定快走，至少三十分鐘以上，達到心跳加速並流汗的功效。

習慣養成：睡前泡腳

每日睡覺前泡腳，水量最好能達膝蓋，因為泡熱水時，除了可加速新陳代謝外，熱水也能加速肝經運行、刺激足三里穴以及腿上的肝經穴道。

飲食：地瓜粥

材料：地瓜1顆、糙米20克、水

做法：

1. 將地瓜去皮後，洗淨切小塊。
2. 糙米洗淨，加水熬煮至軟爛後，加入地瓜繼續熬煮，到地瓜熟爛後即可熄火。

功效：健脾養肝，排毒順氣，促進新陳代謝。

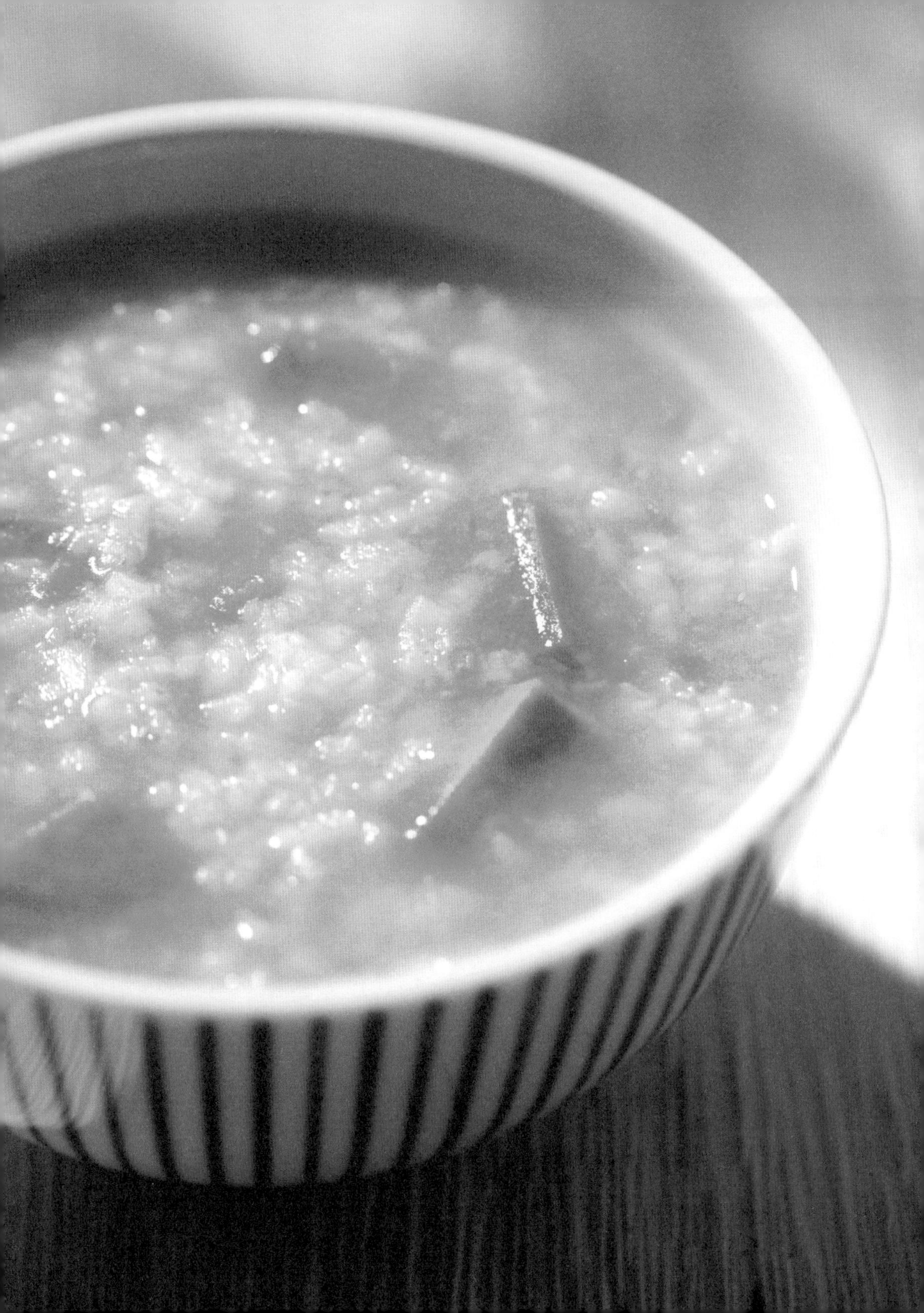

個案二

林小樺　年齡：13歲　職業：國中生
身高：163公分　體重：57公斤
調理重點：燥熱型肝症
方式：疏解壓力、運動

林小樺今年才十三歲，一個國中二年級的女生，自我要求極高，進入國中後就背負著極重的課業壓力，為了應付考試，每天晚上十二點多睡，早上五點半又會自動爬起來看書。

為了準備考試，林小樺就算是假日，也要趕到補習班上課，平時的生活就在學校、補習班及家裡度過，除了看書考試外，沒有其他的休閒活動，也很少運動。

最近林小樺的額頭長滿粉刺，臉頰皮膚卻又很乾燥、沒有光澤，生理期也失準，有時也會在生理期前後，腹悶腹痛到無法起身，而必須請假。

林小樺常向她媽媽抱怨，不知道為什麼，背書總是記不起來，一些需要背誦的科目成績都不好，也拖累了總成績的排名，令她很苦惱。

聽吳明珠怎麼說：

林小樺是由媽媽帶來看診，媽媽對於小孩的功課，其實沒有太大要求，反而比較緊張臉上的毛病，畢竟，女孩子皮膚臉蛋是很重要的。

我仔細的問診，發現林小樺的個案，是現在台灣很多學生都面臨的情況，功課壓力導致肝臟氣血失調，影響到女生的生殖器官系統以及內分泌。才會讓原本該是青春美麗的臉蛋，出現一堆粉刺。尤其是當事人，要是一照鏡子就看見，卻不知該如何處理，難免會鬱悶地掛心著，久了可是會造成更嚴重的心理傷害。

十三歲的女生，生理期已經來了幾年，按理週期應該要正常，但卻因為考試壓力過大、睡眠嚴重不足，導致肝經所經過的生殖系統也出現狀況，造成內分泌失調。才會青春痘、粉刺都長滿臉，有些人還會長在背上。

像林小樺的狀況，屬於燥熱型肝病，這種類型很易怒，煩躁不安，甚至便祕。而燥熱的體質，肝膽火熱，肝氣鬱結，造成體內熱氣火燒，其實，青少年發育時期，身體正朝向成熟階段，過程中，若是吃了過冰冷的食物，或是飲食不均衡時，都會影響到體質。

要治療林小樺的情況，首先得把體內的肝火給消掉，讓肝有能力去排毒，氣血流通順暢後，加上適度的運動，加速血液循環，就能讓皮膚的狀況改善，變得光亮平整。

飲食：紅棗山藥排骨湯

材料：茵陳3錢、菊花1.5錢、紅棗10顆、山藥300公克、排骨300公克、枸杞、鹽少許

作法：

1. 排骨洗淨汆燙，山藥去皮切塊，備用。
2. 所有材料放進鍋中，加水至淹過食材，燉煮到山藥軟爛，最後加

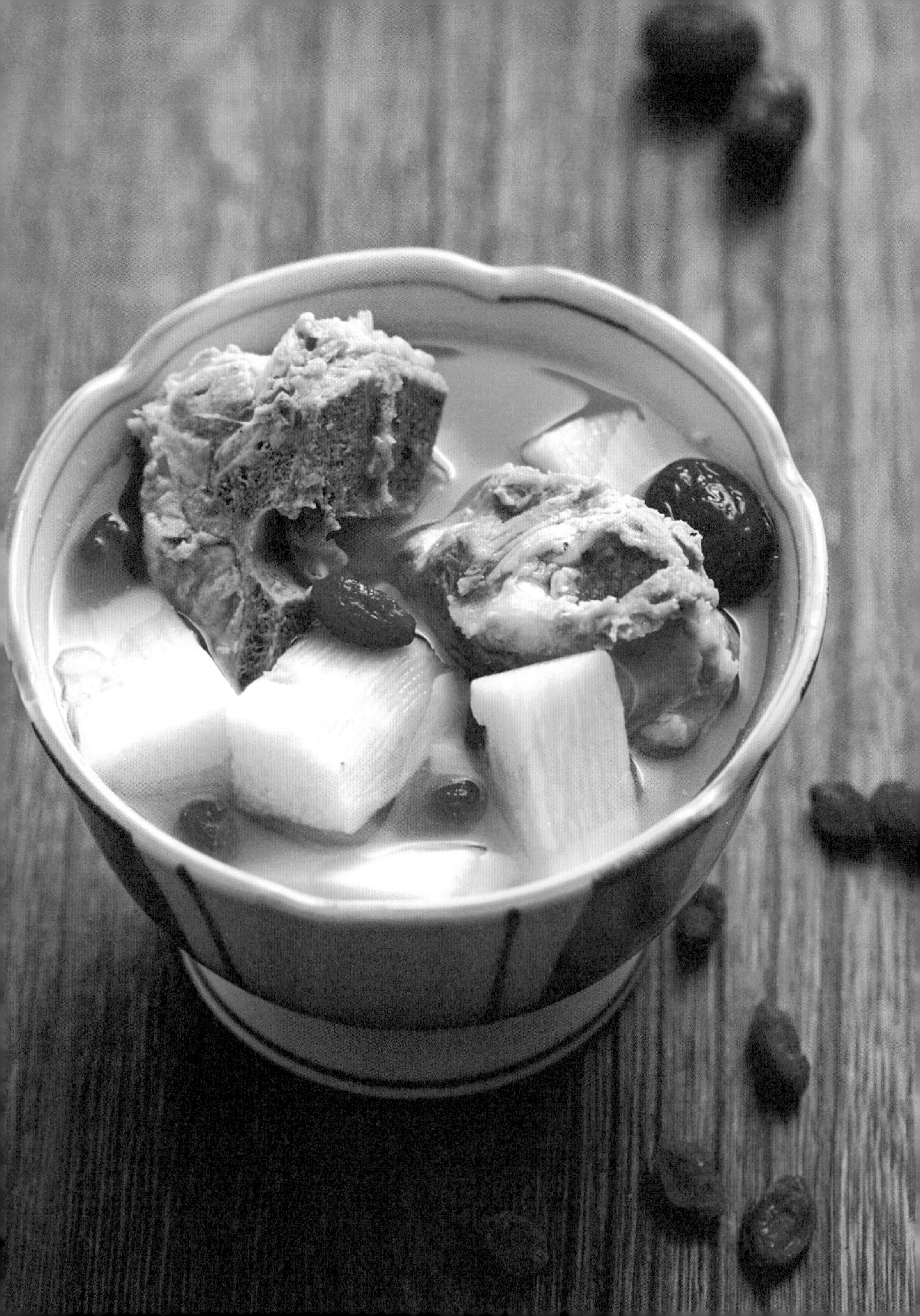

入鹽調味。

功效：

1. 山藥具有補肺、脾、腎三臟，調肝氣之功效。茵陳能清肝利膽。菊花可清熱平肝。
2. 紅棗及枸杞皆能養肝補血，讓肝氣順暢，調經養血。

運動：游泳、跳繩

游泳、跳繩屬於全身運動，能夠改善全身的新陳代謝，也能幫助小孩釋放心中的壓力，每週至少一次以上，每次宜在一小時以上為最佳的調理方式。

按摩：後溪穴

位置：手指握拳，小姆指關節的橫紋末端。

按法：經常按揉，有痠、麻、脹感覺即可。

功效：消除燥熱，也可保健雙眼，避免視力下降。

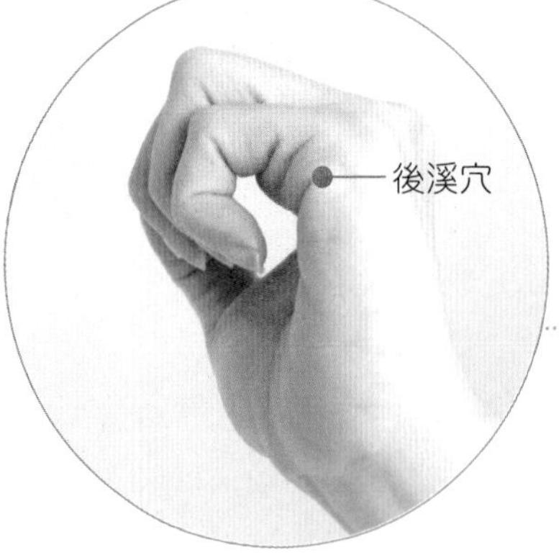

個案三

王蘇珊　年齡：29歲　職業：上市公司秘書
身高：158公分　體重：47公斤

調理重點：肝血不足型
方式：疏解壓力、運動

我今年二十九歲了，在上市公司擔任總裁秘書工作，雖然有打卡上下班固定時間，但經常得配合總裁的時間要求，無論是臨時加班，或者外國客戶的會議安排，都得半夜起床工作。

從年輕以來，我的生理期就很不準時，有時一個月來二次，有時二個月來一次，來的前後，會有經痛、手腳發冷、胸部漲痛等不適感。

我在二十七歲時結婚，就是想要早點生小孩，豈料，結婚後卻一直沒有消息，我和先生去醫院檢查，完全沒有問題。

我的先生是理財專員，專門幫人做理財規畫的工作，作息時間也很不固定，為了配合外國客戶的時間，半夜也是得起床工作。

由於二人工作都忙，三餐大多是外食為主，就算休假也是到餐廳去吃，或者去熱炒店裡打包幾個菜回家配著酒吃。我喜歡喝紅酒，先生則愛喝威士忌，我的酒量不好，一喝就臉紅，先生雖然酒量好，但卻容易喝多就追酒，常會不小心就喝醉。

先生每回喝醉隔天，一起床就去開冰箱，因為總會感覺到口乾舌燥，身上很悶熱，就會拚命的喝飲料，像是汽水可樂等等。

結婚快三年了，肚皮一直沒有消息，也試過去國外度假放輕鬆，卻還是沒有結果，我們已經在計畫，若是一直沒有消息，是不是該去做人工受孕呢？

聽吳明珠怎麼說：

蘇珊想要懷孕，夫妻二人卻總是過著傷肝的日子，太太肝血不足、先生肝氣不順的情況下，很難懷孕，坦白說，就算懷孕了，也容易流產或胎死腹中。

雖然蘇珊去醫院檢查，身體與生殖功能沒有問題，但從她生理期一向不正常的情況，已經透露出肝氣、肝經有問題的徵兆。以月經來說，女人每個月的月經經血，就是肝臟所提供，當儲存滿時，就會宣洩。重新再儲存，確保血都是新鮮。

有些女生生理期時，經血少，又都是血塊，那就表示肝經的氣血瘀滯，長期有經血排不乾淨，或者子宮內膜太薄，沒有血可排，積累在子宮，久了就會產生婦女病。像是子宮肌瘤、纖維囊腫等等。

而蘇珊的先生，肝氣不順、肝火太旺，才會總覺得口乾舌燥，尤其在喝完酒隔天，就拚命往肚子裡灌冷飲，肝很辛苦，又要忙著解酒精排毒，又得應付冷飲，因為溫度太低，得花元氣加熱到人體溫度後，才能吸收。

現代夫妻不孕症的很多，他們都和蘇珊夫妻一樣，去檢查雖然沒有問題，但其實，中醫一看就知道問題出在哪裡，夫妻二人屬於肝血不足、上熱下寒。容易有四肢冰冷、頭痛、目乾、口乾舌燥、月經量少、月經不調等症狀。

若想要生小孩，得要夫妻二人一同調理身體，將體內的寒氣逼出來，體內才能得到溫暖，順利運行，否則在肝鬱脾弱、腎氣虛的情況下，身體養分無法吸收，就算母體懷孕了，小孩體質也會不佳，一定要調好身體後再懷孕，才能幫小孩基礎打好。

飲食：菠菜豬血湯

材料：菠菜200克、豬血100克、薑絲5克、鹽少許

作法：

1. 菠菜洗淨切小段。
2. 豬血切成小塊，用熱水汆燙備用。
3. 將水加入鍋中，並將薑絲放入後，再放入豬血。
4. 水滾沸後，加入鹽提味，最後再加入菠菜，水滾即可關火。

功效：具有補肝益氣，補血養心，疏肝理氣之功效。

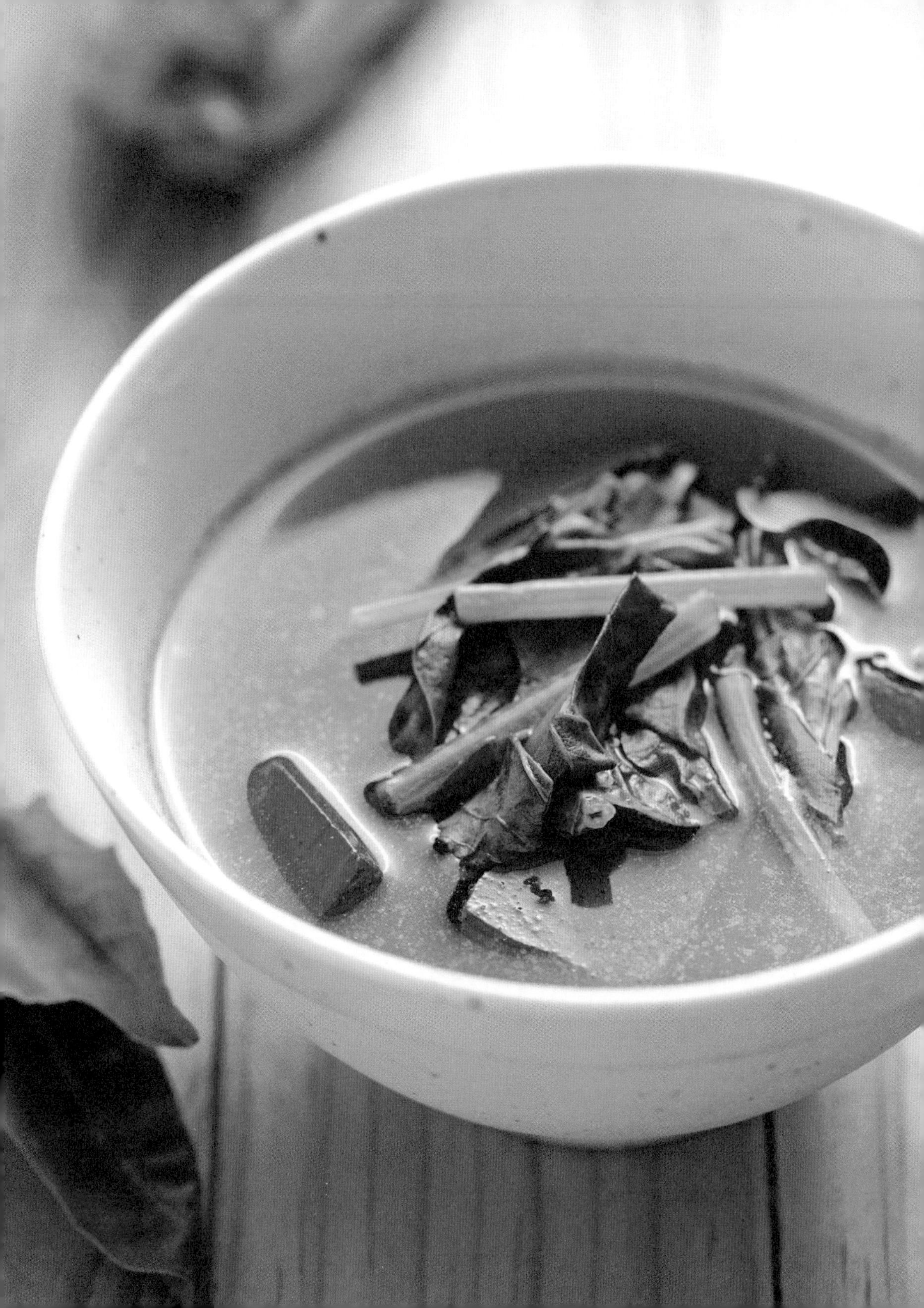

運動：慢跑

做法：每週三次以上，至少三十分鐘

功效：慢跑屬於有氧運動，可以鍛鍊心臟，提升肺活量，加強體力，增進體內排毒功效，由於慢跑需二隻腳施力，對於肝經有著刺激作用，對肝臟的調理，有極大的攻效。

個案四

徐小姐　年齡：25歲　職業：模特兒

身高：167公分　體重：47公斤

調理重點：健脾養肝，補腎，行氣活血。

方式：改變生活方式，三餐正常。

我的職業是模特兒，為了維持上鏡頭時的最佳體態，我幾乎不太敢吃東西，尤其早餐，因為我的工作常常熬夜到半夜，到

聽吳明珠怎麼說：

了早上才正要入睡，因此，我根本沒有吃早餐習慣。常睡到下午起床時，胃都還沒醒，非得過了二個小時之後，才會有肚子餓感覺。

我吃得很少，就算一天只吃起床後的那一餐，卻還是很容易胖，其他像是喝飲料，咖啡、奶茶、汽水等等，我也儘量少加一點糖，因為減肥真的很難。

我才二十五歲，但眼尾卻已有細紋出現，臉上手上也都有斑點出現，別人都是過了三十五之後皮膚狀況才變差，怎麼我還那麼年輕，皮膚狀況就不好？尤其卸妝後，朋友們都會被我嚇到，因為她們覺得完全沒有血色，暗黃沒光澤。

最慘的是，我的生理期晚了三個月沒來，我覺得身體是在向我抗議，應該要來調整一下才對。

模特兒的生活習慣，光是不吃早餐及日夜顛倒的壞習慣，就讓他們的肝臟負荷不了。尤其在演藝圈工作，常會有這種爆肝的情況出現，其實，傷害雖然不是一天造成，但日積月累之下，肝哪一天會罷工也都說不準。

趁著年輕時要趕快調理，像這種長期不吃早餐，又熬夜的人，肝氣自然不足，肝開竅於目，也和皮膚非常有關係，想要皮膚光滑透亮，肝就要能排毒、能順利運作，否則，毒素留在體內，就會往臉或皮膚去排毒，就會長斑，但往別的地方去，就可能形成癌細胞，所以，肝氣不順，長久都會對身體造成負面的影響。

通常像這樣的病患上門，我都會要求他們盡量先改變作息，加上營養的調整，隨時隨地的養肝，這種情況就像是要往破洞的水桶裡倒水，你倒水的速度要比漏得快，才有機會滿水位，反之，漏水比補水快，根本來不及補就流光，便一點作用都沒有。

運動：瑜伽

瑜伽的動作能夠刺激肝經，疏通理氣，可加強肝腎功能

建議動作：前彎式

1. 雙手舉高置耳朵兩側，雙腿向前伸直，上半身自髖關節向下彎。
2. 肚子貼大腿，依個人柔軟度，雙手環抱，停留，並以腹式呼吸法呼吸。

功效：加強氣血循環，補充肝腎氣息。

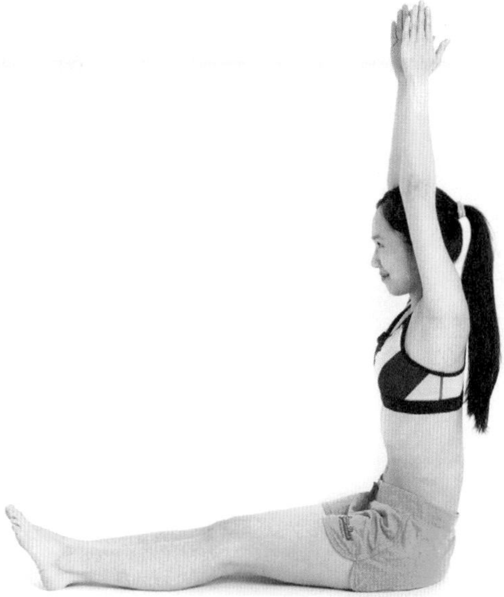

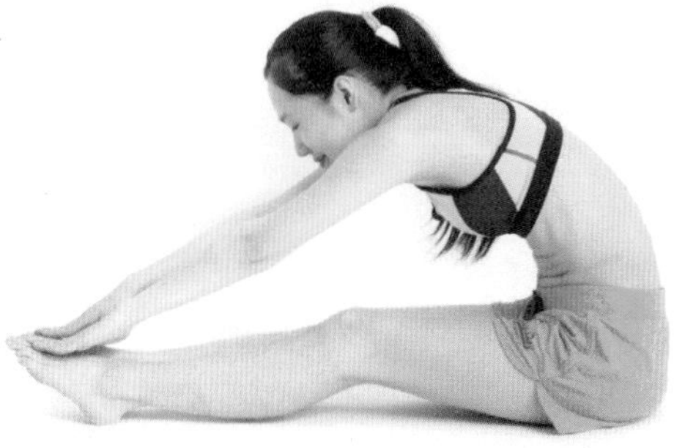

飲食：當歸羊肉湯

材料：當歸5克、羊肉500克、黃耆5克、薑絲少許、鹽少許

作法：

1. 羊肉洗淨切塊，汆燙備用。
2. 將所有食材放入鍋中加水，燉湯。
3. 待羊肉都軟爛後，再加入鹽調味。

功效：適合虛寒型生理期不順的女子，因為羊肉屬溫補，加上當歸養血，黃耆補氣調衛，對於體虛貧血者是一道不錯的藥膳。

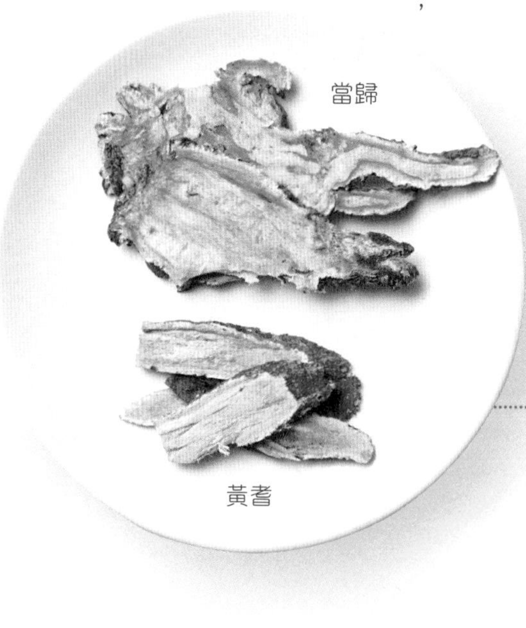

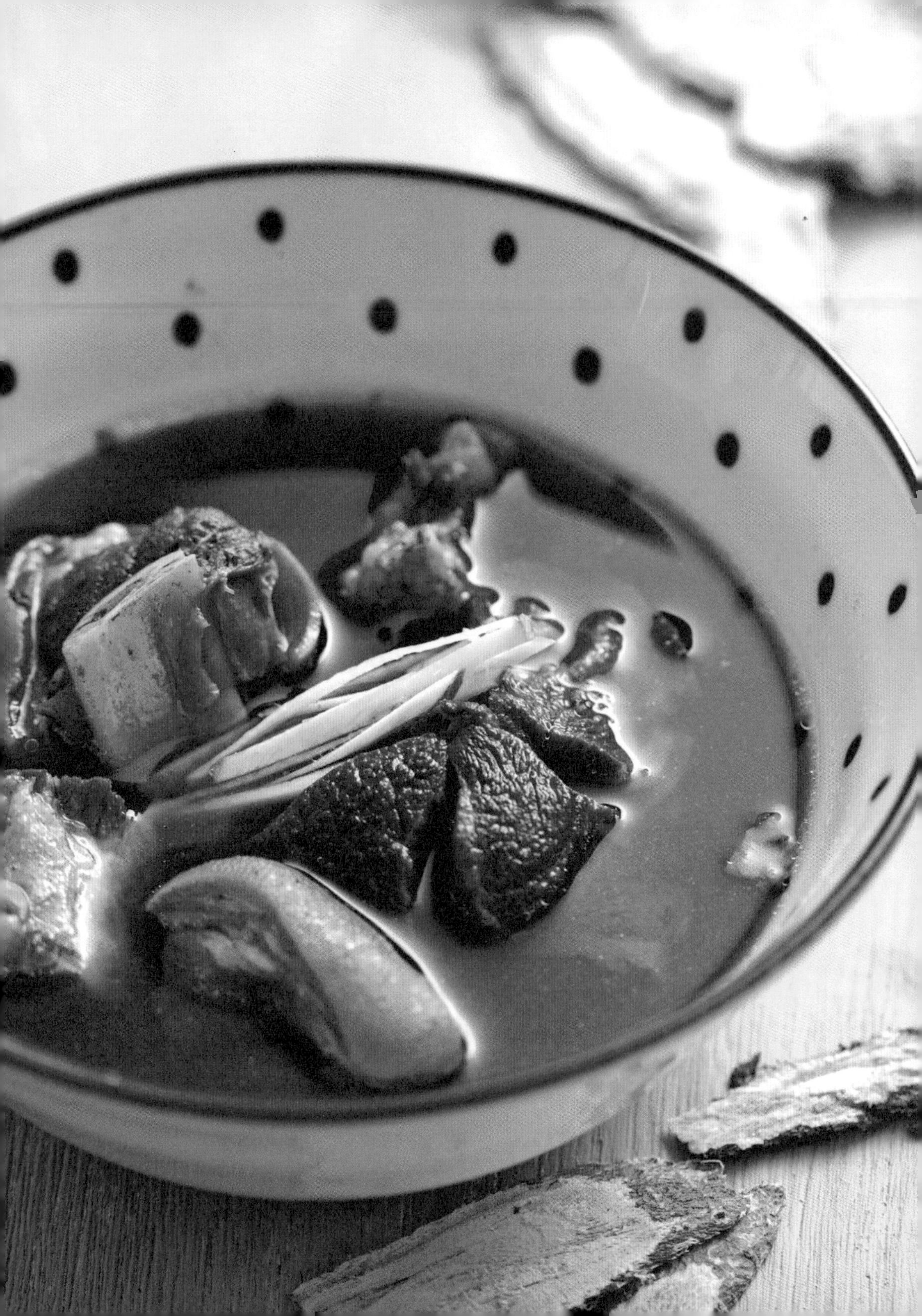

附錄

吳明珠醫師診療室Q&A

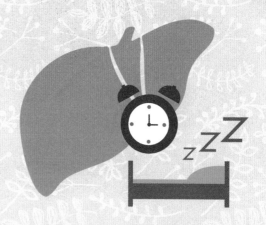

Q 晚上不睡覺，或是熬夜，只要白天補眠，就能補得回來？

很多人都以為，晚上不睡覺或熬夜，只要在白天補眠，睡久一點就能補得回來。這絕對不是好的做法，因為在中醫的養生理論中，身體的五臟六腑、經絡的運行等，都有一定的時辰。該休息的時間不休息，等到需要清醒活動的時候，會讓身體機能運作變慢，所以，有人在白天睡覺，卻覺得怎麼都睡不飽，而且還會愈睡愈累。

久了，生理時鐘就會亂了，因為它們搞不清楚到底該怎麼做，長期日夜顛倒，會連帶影響五臟六腑的運作，身體機能一定會出狀況，千萬不要以為熬夜或是日夜顛倒沒關係，傷害一定會有，只是症狀還沒出現，不要等到症狀出現時才緊張，恐怕身體的元氣早已大傷。

Q 容易疲倦、臉色變黃、右上腹疼痛，就是肝臟出問題？

其實，要判斷肝是不是出問題，不能單純以幾項身體上的症狀來評斷，這樣整天豈不憂心忡忡？憂慮擔心反而傷肝。疲倦，是很多種病症都會有的狀態；右上腹痛疼痛，可能是腸胃引起；肝沒有神經，若真的到會疼痛時，恐怕已有腫瘤出現，所以，不要亂嚇自己，若真的不安心，就去做個徹底的健康檢查，除了肝指數功能外，肝炎的檢查、腹部的超音波檢查等，都可以確定肝臟有沒有問題。

Q 人在疲累時，多喝蜆精，就不會暴肝嗎？

蜆所含的維生素 B_2、B_6、B_{12}，以及多種有機微量元素，確實對於修復肝臟具有其效果，同時也含有牛磺酸，對肝臟合成膽汁酸有幫助，有利消化脂肪。只是市售的蜆精產品，消費者無法親自把關製程及成分。建議買新鮮的蜆回來烹煮，吃得安心又健康。

此外，疲累時宜多休息，閉目養神，對肝最有益，多喝蜆精，卻不讓肝休息，這種做法是本末倒置，久了，肝還是會受傷，等到吸收不了養分時，還是會生病。記住，睡眠休息才是肝臟最佳的休息方式。

Q 喝酒臉不紅，代表肝很好？

酒精的化學名稱是乙醇，乙醇進入體內先轉換成乙醛，乙醛在肝臟中會被一種叫做乙醛去氫脢的酵素作用，產生乙酸被代謝掉。喝酒後會臉紅是因為乙醛會刺激血管擴張，血管一擴張就會讓皮膚看起來比較紅。

喝酒後臉紅不紅，跟酒量、肝好不好沒有關係，有人天生乙醇去氫脢的活性較高，酒精代謝得快，較不會臉紅，有些人乙醇去氫脢活性較差，酒精會在身體作用，讓血管擴張，產生臉紅身體紅的情況。可不要誤以為臉不紅，肝功能就較好，酒量比較好，就多喝一些，其實，不管臉紅不紅，酒喝多就傷肝，如果以臉不紅酒量好來判斷肝的好壞，那真的只有害死自己的肝，損害自己的健康。

Q 吃肝可以補肝嗎？

吃肝補肝的說法，一直流傳著，主要是認為以形補形。確實，動物的肝臟是蛋白質、鐵質、礦物質絕佳的攝取來源，肝有解毒功用所以也是毒素累積的地方，現代的雞、豬總傳出施打抗生素或是生長激素的新聞，最後毒素還是會殘留在肝，所以聰明的選擇豬肝來源，並降低吃的頻率是絕對需要的。

Q 保健食品吃多好嗎？

年紀漸長後，加上長年以來的飲食習慣，都或多或少會有偏食狀況，造成有些營養素攝取不足。利用健康食品來補充，其實是有幫助的，只是要挑選值得信賴的產品，並遵照說明書上的方式來補充，而且最好是對症下藥，缺什麼補什麼，並盡量選擇天然食材來補充營養，別將保健食品當成零食吃，吃太多並不會效果加倍，反而會造成肝的負荷。

Q 市面常看見瓶裝的養肝茶、青草茶，喝下去對肝有益嗎？

藥草運用在日常生活的膳食裡，從古至今一直都有，養肝茶、青草茶對一般人、非肝病的人，或多或少都能幫肝臟清火解熱之效，只是現今市售的藥草茶飲，成分為何？在標示不明的情況下，就有風險存在，若是買青草藥回去自己熬，一般來說，青草茶大多苦寒，不宜多喝，免得反而傷肝耗氣。

Q 中藥是純天然的，就不會傷害肝臟，多吃無害？

這絕對不正確，因為「是藥三分毒」，加上體質不對症，有時越補越糟，加上民眾亂吃、誤吃，有時甚至引起急性藥物性肝損傷。尤其是青草藥，我們不了解藥性，如果沒有醫師的指示，千萬不要自己去找偏方或路旁的草藥隨便吃，那都可能造成肝臟損害。

Q 當我在服用中藥調理身體時，感冒了去看診，醫生又開了一些西藥，該怎麼吃，會不會吃了太多藥？

如果感冒症狀很嚴重，可先吃西醫開出來的藥，中藥可先暫停，感冒不舒服的症狀緩解後，再繼續服用中藥調理身體。另外，若是服用中藥調理過程中，想要補充維生素或是營養品，可以諮詢醫師是否能夠一起吃，一般中西藥服用時間相隔至少需要一個小時。

Q 夏天狂吃冰，等到冬天再多吃一些補品，把寒氣逼出來，可以嗎？

很多人夏天愛吃冰，等到季節交換，秋冬之初時，毛病就出來，過敏、鼻塞、溼疹等等，還以為冬天多吃一些補品，像是薑母鴨、羊肉爐、麻油雞，就可以補回來。其實，這種想法不對，尤其在夏天吃冰，會讓脾胃消化功能變差，到了冬天狂吃補，脾胃又得趕緊吸收，忽冷忽熱的吃法，讓脾胃功能變差、變弱，就會造成一些免疫失調的疾病。所以，千萬不要以為冬天吃補，可把夏天吃冰的寒氣補回來，因為不但補不回來，還只會補回脂肪，胖了自己的腰圍。

吳明珠教你養好肝

痠、抽、痛、麻都掰掰！
過敏、脂肪肝、眼睛乾澀、口臭、躁鬱、不性福…統統有解！

作　　者——吳明珠
副 主 編——楊淑媚
責任編輯——朱晏瑭
文字編輯——許怡雯
封面設計——季曉彤
內文設計排版——葉若蒂
攝　　影——二三開影像興業社 林永銘
模 特 兒——林玉玲
插　　圖——蘇怡方
校　　對——吳明珠、朱晏瑭、楊淑媚
行銷企劃——王聖惠
董事長、總經理——趙政岷
第五編輯部總監——梁芳春

出 版 者——時報文化出版企業股份有限公司
10803臺北市和平西路三段二四〇號七樓
發行專線——（02）2306-6842
讀者服務專線——0800-231-705、（02）2304-7103
讀者服務傳真——（02）2304-6858
郵撥——19344724時報文化出版公司
信箱——臺北郵政7999信箱
時報悅讀網——www.readingtimes.com.tw
電子郵件信箱——yoho@readingtimes.com.tw

法律顧問——理律法律事務所　陳長文律師、李念祖律師
印　　刷——華展印刷有限公司
初版一刷——2017年1月13日
初版三刷——2017年6月19日
定　　價——新臺幣380元（缺頁或破損的書，請寄回更換）

時報文化出版公司成立於一九七五年，並於一九九九年股票上櫃公開發行，於二〇〇八年脫離中時集團非屬旺中，以「尊重智慧與創意的文化事業」為信念。

國家圖書館出版品預行編目(CIP)資料

吳明珠教你養好肝：痠、抽、痛、麻都掰掰！過敏、脂肪肝、眼睛乾澀、口臭、躁鬱、不性福…統統有解！ / 吳明珠作. -- 初版. -- 臺北市 : 時報文化, 2017.01
面；　公分
ISBN 978-957-13-6856-6(平裝)
1.中醫　2.養生　3.肝臟
413.21　105023188

優活線 Unique Life

ISBN 978-957-13-6856-6
Printed in Taiwan